Eva-Maria Matzker, Anne Muhle

Praxistipps Strukturmodell

Antworten auf die wichtigsten Fragen

Bibliografische Information der Deutschen Nationalbibliothek

Die Deutsche Bibliothek verzeichnet diese Publikation in der Deutschen Nationalbibliografie; detaillierte bibliografische Daten sind im Internet über http://dnb.d-nb.de abrufbar.

Sämtliche Angaben und Darstellungen in diesem Buch entsprechen dem aktuellen Stand des Wissens und sind bestmöglich aufbereitet.
Der Verlag und der Autor können jedoch trotzdem keine Haftung für Schäden übernehmen, die im Zusammenhang mit Inhalten dieses Buches entstehen.

© VINCENTZ NETWORK, Hannover 2017

Besuchen Sie uns im Internet: www.altenpflege-online.net

Das Werk ist urheberrechtlich geschützt. Jede Verwendung außerhalb der engen Grenzen des Urheberrechtsgesetzes ist ohne Zustimmung des Verlages unzulässig und strafbar.
Dies gilt insbesondere für die Vervielfältigungen, Übersetzungen, Mikroverfilmungen und Einspeicherung und Verarbeitung in elektronischen Systemen.

Die Wiedergabe von Gebrauchsnamen, Warenbezeichnungen und Handelsnamen in diesem Buch berechtigt nicht zu der Annahme, dass solche Namen ohne Weiteres von jedermann benutzt werden dürfen. Vielmehr handelt es sich häufig um geschützte, eingetragene Warenzeichen.

Druck: BWH GmbH, Hannover

Foto Titelseite: tostphoto, Fotolia

ISBN 978-3-86630-522-9

Eva-Maria Matzker, Anne Muhle

Praxistipps Strukturmodell

Antworten auf die wichtigsten Fragen

VINCENTZ NETWORK

Mit der Einführung der entbürokratisierten Pflegedokumentation sind viele Ziele verbunden. Es soll Zeit eingespart werden, die Fachlichkeit der Pflegenden soll gestärkt werden und die Wünsche des Pflegebedürftigen sollen (wieder) in den Mittelpunkt des pflegerischen Handelns gestellt werden.

Diese Ziele lassen sich mit dem Strukturmodell erreichen. Dies zeigen Erfahrungen von Einrichtungen und Diensten, die das Strukturmodell bereits implementiert haben. Es reicht jedoch nicht, einfach ein neues Modell zur Pflegedokumentation umzusetzen und einige Formulare wegzulassen. Mit der Einführung des Strukturmodells muss und wird sich die Einstellung und das Selbstverständnis der Pflegekräfte ändern. Man spricht auch von einem Paradigmenwechsel. Beim Stichwort Pflegedokumentation denken viele Pflegekräfte zuerst daran, dass diese „MDK-sicher" sein muss und meistens viel zu umfangreich und lästig ist. Die Fragen,

- wie das Arbeitsinstrument Pflegedokumentation möglichst alltagstauglich gestaltet werden kann und

- wie es den Bedürfnissen des Pflegebedürftigem zugute kommt, stehen oft erst an zweiter Stelle.

Das Strukturmodell zur Entbürokratisierung der Pflegedokumentation kann Einrichtungen helfen, sich auf das Wesentliche und den eigentlichen Sinn der Pflegedokumentation zurückzubesinnen. Es gibt gute Impulse, um nicht nur die Schreibgewohnheiten der Pflegekräfte zu verändern, sondern die eigene Haltung positiv zu verändern.

Hinweis: Das Buch bezieht sich auf die Umsetzung des Strukturmodells in der ambulanten und stationären Langzeitpflege.

Inhalt

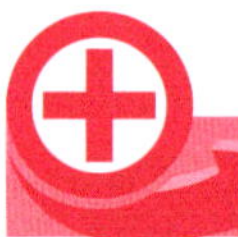

Jetzt Code scannen und mehr bekommen …

http://www.altenpflege-online.net/bonus

Ihr exklusiver Bonus an Informationen!
Ergänzend zu diesem Buch bietet Ihnen *Altenpflege* Bonus-Material zum Download an. Scannen Sie den QR-Code oder geben Sie den Buch-Code unter www.altenpflege-online.net/bonus ein und erhalten Sie Zugang zu Ihren persönlichen kostenfreien Materialien!

Buch-Code: AH1037

In diesem Kapitel wird das Strukturmodell kurz und knapp erklärt. Um sich ein ersten umfassenderen Eindruck zu verschaffen, sollten Sie die Handlungsanleitung zum Strukturmodell lesen. Sie erhalten diese kostenfrei im Downloadbereich unter www.ein-step.de. Wenn Sie sich schon registriert haben, werden Ihnen durch das Projektbüro vertiefende Informations- und Schulungsunterlagen zur Verfügung gestellt. Sie erhalten Handlungsanleitungen für:

– Strukturmodell im ambulanten und stationären Bereich,

– Strukturmodell für die Tagespflege,

– Strukturmodell für die Kurzzeitpflege.

Das Strukturmodell besteht aus vier Elementen:
Element 1: Strukturierte Informationssammlung
Element 2: Individuelle Maßnahmenplanung
Element 3: Berichteblatt
Element 4: Evaluation

Das Strukturmodell ist ein Modell zur Pflegedokumentation. Es ist kein Pflegemodell, wie z. B. die Modelle von Krohwinkel oder Orem. Es basiert nicht wie die am häufigsten verbreiteten Modelle auf dem 6-schrittigen, sondern dem 4-schrittigen Pflegeprozessmodell der Weltgesundheitsorganisation (WHO). Im Strukturmodell werden Probleme, Ressourcen und Ziele also nicht mehr separat erfasst. Auch die verbreitete Gliederung in AEDL, ATL etc., entfällt komplett. Ebenso entfällt eine separate Erhebung der Biografie und im stationären Bereich auch die Einzelleistungsnachweise für die Grundpflege.

Die 4 Elemente des Strukturmodells

Das Strukturmodell soll den Rahmen für Ihre neue Dokumentation bieten. Es besteht aus 4 Elementen, die aufeinander aufbauen.

Abbildung: Das Strukturmodell und 4-Phasen Pflegeprozessmodell (WHO)

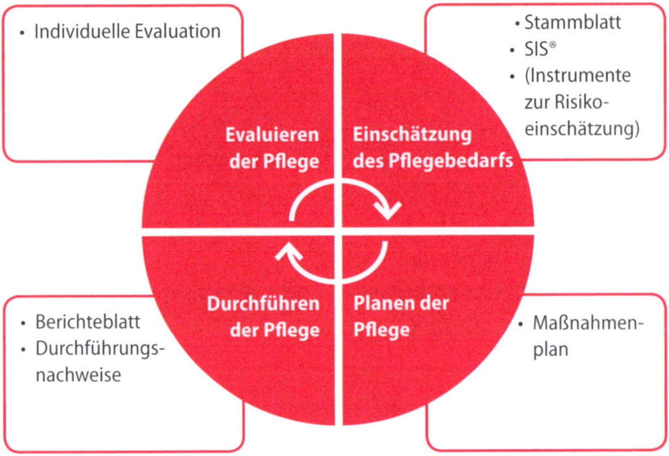

• Individuelle Evaluation

• Stammblatt
• SIS®
• (Instrumente zur Risiko-einschätzung)

Evaluieren der Pflege

Einschätzung des Pflegebedarfs

Durchführen der Pflege

Planen der Pflege

• Berichteblatt
• Durchführungs-nachweise

• Maßnahmen-plan

Unterschiede der alten und neuen Pflegedokumentation

Strukturmodell	Bisherige Art der Dokumentation
Stammdatenblatt	Stammdatenblatt
1. Element: Strukturierte Informationssammlung (SIS®) Die SIS besteht aus der Einschätzung des Bewohners zu seiner Situation und seinem Hilfebedarf sowie der pflegefachlichen Einschätzung der pflegerischen Situation in 6 Themenfeldern und der bestehenden Risiken. Relevante Biografische Daten werden in die Themenfelder aufgenommen.	• Biografie-Bogen, • Informationssammlung, • ausführliche Assessments meist pauschal zu allen üblichen Pflegerisiken.
2. Element: Maßnahmenplanung Die Pflegefachkraft plant alle Maßnahmen. Die Form ist hierbei nicht vorgegeben. Der Aufbau einer Tagesstruktur hat sich allerdings bewährt.	• Pflegeplanung meist nach den AEDL gegliedert, • teils zusätzlich ein Tagesplan oder Pläne für Tagesstrukturierende Maßnahmen, • oft eigene Pläne für den Sozialen Dienst und die Betreuungs-assistenten, • teils extra Behandlungspflegepläne.
Durchführungsnachweise Entfallen in der stationären Pflege für den Bereich der Grundpflege komplett. Behandlungspflege wird wie gehabt angezeichnet.	Für jede einzelne Pflegeleistung eine Unterschrift bzw. Kürzel.
3. Element: Berichteblatt Nur Abweichungen vom Maßnahmenplan und aktuelle Ereignisse werden dokumentiert.	Teilweise Anordnungen von Vorgesetzten jede Schicht „etwas" zu dokumentieren.
4. Element: Evaluation Abstände der Evaluation individuell durch die Pflegefachkraft geplant.	Evaluation Oft starr, z. B. alle 4 Wochen.

Strukturmodell Pflegedokumentation – ambulant

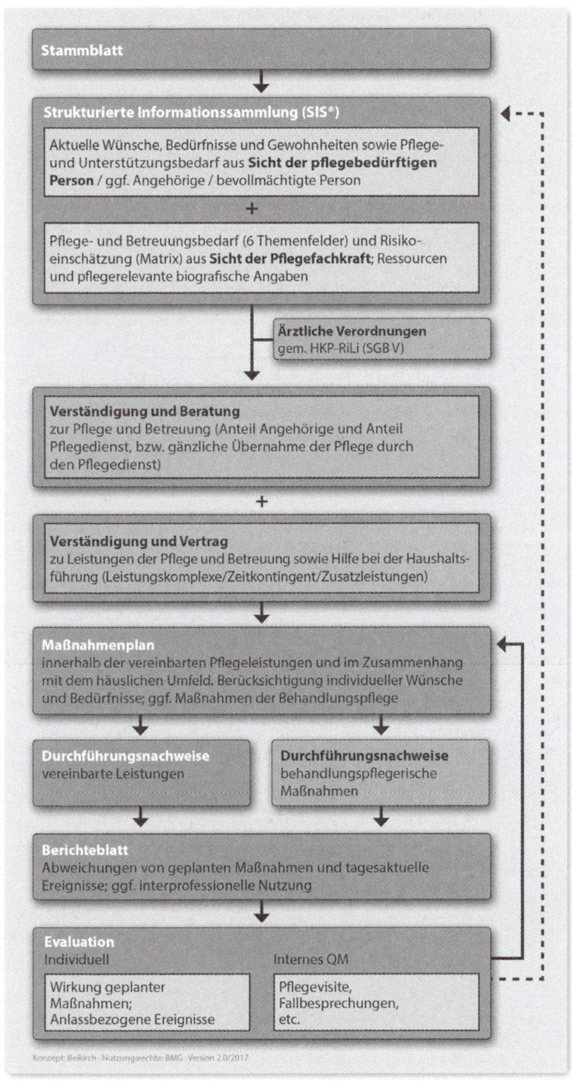

Strukturmodell Pflegedokumentation – stationär

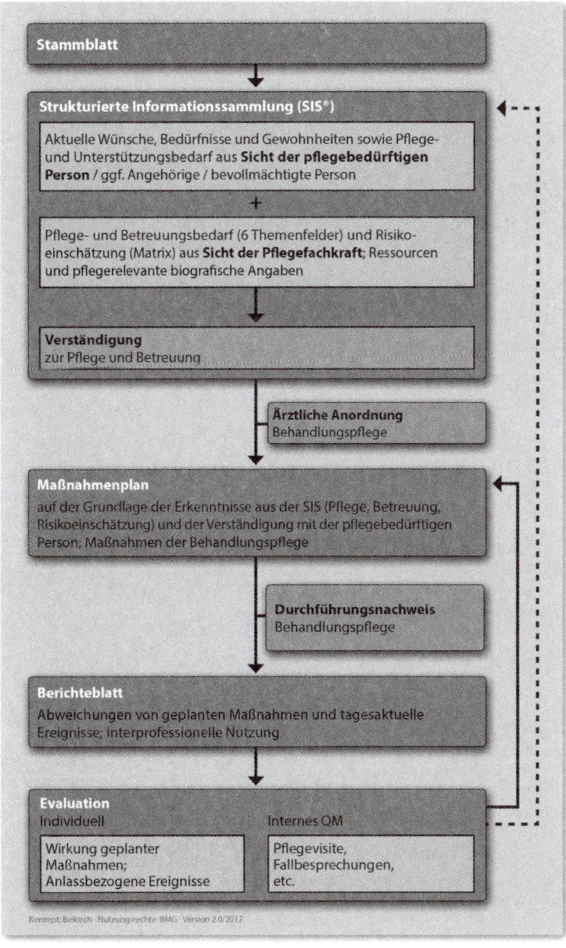

Die Grundstruktur der Pflegedokumentation nach dem Strukturmodell könnte z. B. folgendermaßen aussehen:

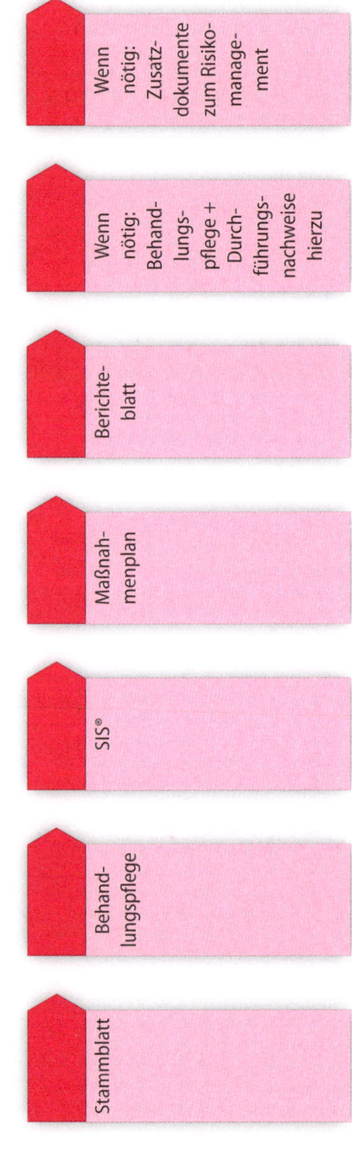

Block 1: Grundlagen zum Strukturmodell

1 Was ist das Strukturmodell?

Das Strukturmodell ist ein wissenschaftsbasiertes und personzentriertes System, um die Pflegedokumentation in der ambulanten, teilstationären und stationären Langzeitpflege sowie der Kurzzeitpflege zu führen. Es ist kein Pflegemodell, wie z. B. das von Monika Krohwinkel, Dorothea Orem oder Erwin Boehm. Das Strukturmodell gibt einen Rahmen vor, innerhalb dessen jede Einrichtung ihre eigene Dokumentation ausgestalten muss. Bis auf ein Formular, die Strukturierte Informationssammlung (SIS®) gibt es keine vorgegebenen Formulare. Es ist auch keine Musterdokumentation, die vorschreibt, was man wann, wie oft und wo dokumentieren muss. Dies legt jede Einrichtung innerhalb der Vorgaben, welche das Strukturmodell vorgibt, selbst fest.

Merksatz

Das Strukturmodell gibt Ihnen einen Rahmen vor, innerhalb dessen Sie Ihre Einrichtungsindividuelle Pflegedokumentation gestalten

2 Warum gibt es das Strukturmodell?

Die Anforderungen an eine Pflegefachkraft in der Altenpflege sind enorm. Die Pflegekunden sind immer häufiger multimorbid und die Zeit, um sie zu versorgen, wird immer knapper. Hinzu kommt, dass die Menge dessen, was nach landläufiger Meinung dokumentiert werden muss, stetig zunimmt.

Als Gründe für die steigenden Anforderungen an die Dokumentation werden am häufigsten die Anforderungen des Medizinischen Dienstes der Krankenkassen (MDK) und die Einführung der Expertenstandards genannt. Außerdem verlangen Krankenversicherungen in Schadensfällen immer öfter detaillierte Informationen über z. B. Sturzhergänge usw. Allen in der Pflege Beschäftigten kommt das sicher sehr bekannt vor. Auch eine Untersuchung des statistischen Bundesamt 2011 bestätigte, dass der Aufwand der Pflegedokumentation überbordende Ausmaße annahm.

2011 berief das Bundesministerium für Gesundheit Elisabeth Beikirch als Ombudsfrau zur Entbürokratisierung der Pflege. Sie sollte z. B. Praxisempfehlungen zur Entbürokratisierung in der Pflege generell geben. Dass die Pflegedokumentation viel Potenzial zur Entbürokratisierung birgt, wurde dabei schnell klar. So entstand in Zusammenarbeit mit Wissenschaftlern, Juristen und Pflegeexperten das Strukturmodell zur Entbürokratisierung der Pflegedokumentation.

Merksatz

Das Strukturmodell soll Pflegeeinrichtungen und Diensten helfen, den Aufwand für die Pflegedokumentation auf ein fachlich sinnvolles Maß zu verringern.

3 Seit wann gibt es das Strukturmodell?

Von der Entwicklung und Erprobung bis hin zur Umsetzung in den ersten Einrichtungen der ambulanten und stationären Pflege dauerte es ca. ein Jahr. Die folgende Zeitschiene gibt einen Überblick.

- **Juli 2013**
    - Die damalige Ombudsfrau Elisabeth Beikirch legte das Konzept zum Strukturmodell der Öffentlichkeit vor.
    - Der GKV Spitzenverband, die BAWFG und der bpa forderten hierauf den damaligen Bundesgesundheitsminister auf, Gelder für einen drei-monatigen Praxistest zur Verfügung zu stellen.

- Die Verbände erklärten sich bereit, Pflegeeinrichtungen und Pflegedienst für den Probelauf auszuwählen. Außerdem wollten sie die räumlichen und formalen Voraussetzungen für einen solchen Praxistest zur Verfügung stellen.

- **September 2013**

  - Die Länder wurden offiziell in Überlegungen und Planungen zum Strukturmodell einbezogen.

- **September 2013 – Februar 2014**

  - Erster Praxistest in 31 ambulanten und 24 stationären Pflegeeinrichtungen.

- **April 2014**

  - Der Abschlussbericht des Praxistests wird veröffentlicht. Es wird beschlossen, das Strukturmodell allen interessierten Einrichtungen im Bundesgebiet zugänglich zu machen.

- **Januar 2015**

  - Das Projektbüro Ein-STEP unter der Leitung der nun ehemaligen Ombudsfrau Elisabeth Beikirch startet. Ziel ist es, nach Maßgabe einer offiziellen Implementierungsstrategie das Strukturmodell in mindestens 25 Prozent aller ambulanten und stationären Pflegeeinrichtungen in Deutschland zu implementieren.

- **März-Juni 2015**

  - Es werden bundesweit ca. 660 Multiplikatoren geschult. Diese Personen wurden von den Verbänden benannt. Diese Multiplikatoren sind nun für alle interessierten Einrichtungen und Dienste im vom Verband festgelegten Rahmen für die Schulung und Begleitung zuständig.

– **Seit Sommer/Herbst 2015**

  – Breite flächendeckende Umsetzung des Strukturmodells in bislang ca. 35 Prozent aller Pflegeeinrichtungen und Diensten in Deutschland.

– **Seit März 2016**

  – Erarbeitung und Konzeptionierung des Strukturmodells für die Tagespflege und die Kurzzeitpflege.

– **Seit Mai 2017**

  – Veröffentlichung der Handlungsanleitungen für die Kurzzeitpflege und Tagespflege sowie weiterführende Schulung der Multiplikatoren.

4 Wer hat das Strukturmodell erfunden?

An der Erarbeitung des Strukturmodells und insbesondere an der Auswertung des ersten Praxistests waren (fast) alle beteiligt, die in irgendeiner Art und Weise Interesse oder Ansprüche an eine Pflegedokumentation stellen. Hierzu zählen u. a. Vertreter vom Bundesministerium für Gesundheit (BMG), Vertreter vieler Verbände, wie z. B.:

– Pflegewissenschaftler,

– Juristen (Stichwort: Kasseler Runde),

– Prüfinstanzen MDS/PKV,

– Verbände,

– Praktiker.

Verschiedenste Institutionen haben in diversen Veröffentlichungen bestätigt, dass das Strukturmodell zur Entbürokratisierung der Pflegedokumentation willkommen ist. Außerdem soll es mit der aktuellen Gesetzeslage, den Prüfkatalogen der Heimaufsichten und den Prüfgrundlagen des MDK vereinbar sein.

Merksatz

Alle Institutionen, die in irgendeiner Art und Weise mit der Pflegedokumentation zu tun haben, waren an der Entwicklung beteiligt. Dies ist das besondere am Strukturmodell. Das Rad ist nicht neu erfunden worden, aber alle haben gemeinsam an diesem Rad gebaut.

5 Worin unterscheidet sich das Strukturmodell von anderen Initiativen zur Entbürokratisierung der Pflegedokumentation?

Gerade die in der direkten Pflege tätigen Pflegefachkräfte fragen häufig, was an diesem Modell anders sein soll als an den anderen. Man habe schon viel kommen und gehen sehen, bemerken oft langjährig tätige Pflegekräfte.

Vorherige Initiativen, die Pflegedokumentation zu reduzieren, waren aus fachlicher Sicht sicher nicht schlechter als das Strukturmodell. Im Unterschied zu bisherigen Initiativen wird die Umsetzung des Strukturmodells vom Bundesministerium für Gesundheit (BMG) forciert und zum Teil auch finanziert. So veranstaltete der Staatssekretär Karl-Josef Laumann, Beauftragter der Bundesregierung für die Belange der Patientinnen und Patienten und Bevollmächtigter für Pflege, zusammen mit Frau Beikirch vom 12.05.2015 bis zum 06.07.2015 in 15 Städten im Bundesgebiet Informationsveranstaltungen zum Thema.

Außerdem wird das Projektbüro Ein-STEP, welches die Umsetzung des Strukturmodells koordiniert und unterstützt, vom BGM finanziert.

So haben sich bisher über 40 Prozent aller Pflegeeinrichtungen und -dienste in Deutschland registriert, um Unterstützung bei der Umsetzung des Modells zu erhalten.

Eine so große Menge an Einrichtungen hat noch nie gemeinsam angefangen, die Dokumentationspraxis zu ändern.

6 Was ist die „Kasseler Runde" und die „Kasseler Erklärung"?

Eine Gruppe von Juristen aus verschiedenen Fachrichtungen hat das Strukturmodell auf seine rechtliche Umsetzbarkeit geprüft und für gut befunden. Das Schreiben, in dem alles veröffentlicht wurde, heißt Kasseler Erklärung. Bis heute gibt es zum einen die (erste) Kasseler Erklärung, in der die Unbedenklichkeit des Strukturmodells generell erläutert wird. Im November 2015 wurde die zweite Kasseler Erklärung veröffentlicht. Hier geht es insbesondere um die Einzelleistungsnachweite in der stationären und teilstationären Pflege. Alle Dokumente stehen zum kostenlosen Download auf der offiziellen Homepage des Projektbüros Ein-STEP unter www.ein-step.de zur Verfügung. Hier sind außerdem noch weitere Veröffentlichungen der Juristen zum Thema zu finden.

Die Juristen haben sich in der Regel in Kassel getroffen und werden daher einfach auch die Kasseler Runde genannt. Mitglieder sind:
- Bachem, Jörn, Rechtsanwalt, Fachanwalt für Verwaltungsrecht, Kanzlei Iffland Wischnewski, Darmstadt

- Börner, Dr. Karlheinz, Hessisches Amt für Versorgung und Soziales Wiesbaden, Abt. Betreuungs- und Pflegeaufsicht

- Frings, Peter, Justitiar Caritasverband für Diözese Münster e.V., Münster

- Jorzig, Dr. Alexandra, Rechtsanwältin, Fachanwältin für Medizinrecht, Jorzig Rechtsanwälte, Düsseldorf

- Kamm, Johannes, Rechtsanwalt, Geschäftsführer Pflegen & Wohnen Hamburg GmbH, Senator im Senat der Wirtschaft

- Philipp, Dr. Albrecht, Rechtsanwalt, Fachanwalt für Sozialrecht, Fachanwalt für Verwaltungsrecht, Rechtsanwälte Bender & Philipp, München

- Plantholz, Dr. Markus, Rechtsanwalt, Fachanwalt für Medizinrecht, Dornheim Rechtsanwälte und Steuerberater, Hamburg

- Udsching, Prof. Dr. Peter, Vorsitzender Richter a. D. am Bundes-
  sozialgericht, Kassel
- Weiß, Prof. Dr. Thomas, Rechtsanwalt, Fachanwalt für Arbeitsrecht,
  weiss-rechtsanwaelte, Kiel, Schleswig, Lübeck

7 Wie kann ich mich am besten über das Strukturmodell informieren?

In fast allen Einrichtungen/Pflegdiensten kommt irgendwann die
Frage auf, ob das Strukturmodell eingeführt werden soll. Um hier eine
fundierte Entscheidung treffen zu können, müssen Sie gut informiert
sein. Empfehlenswert sind hier verschiedene Quellen, um einen möglichst umfassenden Eindruck zu bekommen.

- Alle offiziellen Informationen rund um das Strukturmodell erhalten
  Sie kostenlos zum Herunterladen unter www.ein-step.de. Hier gibt
  es einen Überblick über das Strukturmodell in der Theorie. Besonders
  empfehlenswert sind die Handlungsanleitung zum Strukturmodell
  für die unterschiedlichen Versorgungsformen und die ergänzenden Erläuterungen für Qualitätsprüfungen in Pflegeeinrichtungen
  nach den Qualitätsprüfungs-Richtlinien – QPR bei Umsetzung des
  Strukturmodells zur Effizienzsteigerung der Pflegedokumentation.
  Einen Eindruck von der Handhabung des Strukturmodelles in der
  Praxis bekommen Sie am ehesten, wenn Sie in Einrichtungen, die
  es bereits umgesetzt haben, hospitieren. Die Verbände haben in
  der Regel einen guten Überblick über den Stand der Umsetzung
  ihrer Mitgliedseinrichtungen und können Kontakte herstellen.
- Nahezu jeder Anbieter von Pflegedokumentation bietet die Möglichkeit, das Strukturmodell umzusetzen. Auch die Hersteller von
  Pflegedokumentationssystemen können Kontakt zu Einrichtungen herstellen, die das Strukturmodell bereits umgesetzt haben.
  So erhält man auch sofort einen Eindruck, wie die Umsetzung im
  bekannten System aussehen könnten.

8 Müssen wir das Strukturmodell einführen?

Nein. Die Entscheidung ob Sie das Strukturmodell einführen möchten, ist und bleibt freiwillig. Sie bleibt jedem Dienst und jeder Einrichtung selbst überlassen.

Gesetzlich festgelegt ist aber, dass die Umsetzung des Strukturmodells und somit etwaige Zeitersparnisse nicht zu Einbußen beim Pflegepersonal führen dürfen.

9 Was hat es mit den sogenannten Multiplikatoren des Ein-STEP-Büros auf sich?

Um das Strukturmodell in die breite Fläche zu streuen und alle an der Pflegedokumentation Beteiligten zu erreichen, gibt es vier Zielgruppen, in denen Multiplikatoren durch das Projektbür Ein-STEP geschult werden sollten.

– Multiplikatoren der Verbände.

– Multiplikatoren der Prüfinstanzen (MDS/MDK und QPP/PKV, Heimaufsichten.

– Bildungsträger und Kooperationspartner der Verbände. Damit gemeint sind Fortbildungsakademien, nicht aber für die Ausbildung zuständige Fachseminare.

– Dokumentationsbranche.

Alle Multiplikatoren werden nach einheitlichen Schulungsunterlagen und Inhalten geschult. Multiplikator für das Strukturmodell darf sich nur nennen, wer direkt durch das Projektbüro geschult worden ist und eine entsprechende Bescheinigung hat. Auch für das Strukturmodell für die Kurzzeit- und Tagespflegen gibt es extra ausgebildete Multiplikatoren.

In den Pflegeeinrichtungen und Diensten selbst werden die Multiplikatoren der Verbände tätig.

Alle Verbände konnten eine festgelegte Anzahl von Personen zu den Multiplikatoren Schulungen schicken. Diese Personen sind zum einen für die Schulungen an sich, aber auch für die Organisation und Koordination der Schulungen innerhalb des jeweiligen Verbandes zuständig. Außerdem sollen sie den umstellenden Einrichtungen als Ansprechpartner und Bindeglied zum Projektbüro zur Verfügung stehen. Eine Zusammenarbeit mit Bildungsträgern, den Mitarbeitern regionaler Prüfinstanzen und die Organisation von regionalen Reflexionstreffen fallen ebenfalls in das Aufgabengebiet der Multiplikatoren.

Als Mitglied in einem Verband ist man als Einrichtung oder Dienst so einem Multiplikator zugeteilt. Falls keine Mitgliedschaft in einem Verband besteht, wendet man sich direkt an den Projektbüro Ein-STEP. Dort werden Sie einem regional ansässigen Multiplikator zugeteilt.

10 Brauchen wir das Strukturmodell, um die Pflegegrade nach dem neuen Begutachtungsassessment (NBA) zu ermitteln?

Nein. Die Themenfelder der SIS® sind zwar angelehnt an den Themenfeldern des neuen Begutachtungsassessments (NBA), die Nutzungsweise ist aber völlig verschieden. Im NBA gibt es in den Themenfeldern konkrete Fragen, die man anhand vorgegebener Schemata im Ankreuz-Verfahren beantworten muss. Dies dient dem Ziel, dass die Begutachtung möglichst objektiv erfolgt. Im Strukturmodell gibt es keine fest definierten Inhalte, die in den Themenfeldern abgearbeitet werden müssen. Hier geht es darum, im Freitext die Wünsche und Bedürfnisse des Pflegebedürftigen zu erfassen und aus pflegefachlicher Sicht zu bewerten. Die Pflegekraft soll dann in einen Aushandlungsprozess mit dem Pflegebedürftigen treten, um für die jeweilige Pflegesituation geeignete Pflegemaßnahmen zu erarbeiten. Während das

SIS: Individuelle und situationsgerechte Beschreibung, für jeden Pflegekunden sind andere Dinge relevant

NBA: Festgelegte Fragen mit vorgegebenem Antwortschema für alle Pflegekunden gleich

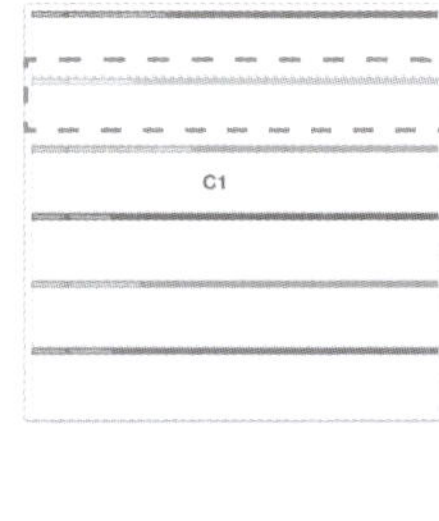

2. Mobilität		0 = selbständig			
		1 = überwiegend selbständig			
		2 = überwiegend unselbständig			
		3 = unselbständig			
2.1 Positionswechsel im Bett		☒ 0	☐ 1	☐ 2	☐ 3
2.2 Stabile Sitzposition halten		☒ 0	☐ 1	☐ 2	☐ 3
2.3 Aufstehen aus sitzender Position/Umsetzen		☐ 0	☒ 1	☐ 2	☐ 3
2.4 Fortbewegen innerhalb des Wohnbereichs		☐ 0	☒ 1	☐ 2	☐ 3
2.5 Treppensteigen		☐ 0	☐ 1	☒ 2	☐ 3

NBA also vorrangig den Grad der Selbstständigkeit erfasst, erfasst das Strukturmodell die individuellen Bedürfnisse und erfasst somit die Begründung für den Grad der Selbstständigkeit.

Achtung

Es ist nicht im Sinne des Strukturmodells, im Aufnahmegespräch ausschließlich den Fragenkatalog des NBA abzufragen und die individuellen Wünsche des Pflegekunden so außer acht zu lassen.

Die Erfahrungen zeigen, dass die veränderte Herangehensweise den Pflegekunden aktiv in die Planung der Maßnahmen einbezieht. Aber auch die Zufriedenheit der Mitarbeiter steigt dadurch, dass ihre Fachkompetentz durch das freie Formulieren mehr gefragt ist. Es wäre schade, auf diese Effekte zu verzichten, indem man das freie Gespräch der SIS® durch konkrete Fragen des NBAs ersetzt.

Auf der Homepage www.ein.step.de im Bereich „häufige Fragen" wird das Thema in zwei Fragen ausführlich behandelt.

11 Haben wir Vor- oder Nachteile in MDK Prüfungen, wenn wir das Strukturmodell umgesetzt haben?

Nein. Die Grundannahmen des Strukturmodells werden vom MDK vollumfänglich akzeptiert. Es ist es auch unwichtig, ob eine Einrichtung am Projekt teilnimmt oder das Modell in Eigenregie umsetzt. Auch bewertet der MDK nicht, ob das Strukturmodell richtig umgesetzt wurde. Ist z. B. die SIS® verändert worden, ist das zwar nicht im Sinne des Projektes, führt aber nicht automatisch zu einer schlechteren Bewertung durch den MDK.

Lesen Sie zum Thema MDK und Strukturmodell auch die Veröffentlichung des MDK:
Ergänzende Erläuterungen für Qualitätsprüfungen in Pflegeeinrichtungen nach den Qualitätsprüfungs-Richtlinien – QPR bei Umsetzung des Strukturmodells zur Effizienzsteigerung der Pflegedokumentation

12 Kann ich mir sicher sein, dass unser Dokumentationsanbieter das Strukturmodell richtig umsetzt?

Sie können es selbst nachprüfen. Unter www.ein-step.de finden Sie im Bereich Downloads ein Anforderungsprofil für die Abbildung des Strukturmodells in Dokumentationssystemen.

Grundsätzlich ist es ratsam, sich zuvor mit dem Strukturmodell an sich auseinanderzusetzen und sich ein Grundwissen anzueignen.

So fällt die Einschätzung, ob alle Empfehlungen aus dem Anforderungsprofil des Strukturmodells eingehalten worden sind, wesentlich einfacher.

Der Leitfaden ist tabellarisch aufgebaut. In der Version 1.1 vom September 2015 wurden 43 Kriterien zu folgenden Themen bearbeitet:

- Strukturierte Informationssammlung   Kriterien 1 bis 22
- Maßnahmenplanung   Kriterien 23 bis 32
- Behandlungspflege   Kriterien 33 bis 34
- Berichteblatt   Kriterien 35 bis 36
- Evaluation   Kriterien 37 bis 38
- Einzelleistungsnachweise   Kriterien 39 bis 43

Aufbereitet sind alle Kriterien tabellarisch nach folgenden Gesichtspunkten:

Laufende Nr.	Thema bzw. Fragestellung	Empfehlung, Leitsatz	Begründung	Kategorie	Geltungsbereich
In der Version 1.1 des Leitfadens sind 43 Kriterien benannt	Hier ist das Thema benannt	Hier gibt es eine konkrete Antwort auf die Frage	Hier wird die Antwort weiter erläutert du begründet	ES wird in die Kategorien A,B und C eingeteilt	Hier steht, für welchen Bereich, stationär, ambulant oder beide das Kriterium relevant ist.

Entscheidend ist die Gewichtung der Kriterien. Wie gravierend eine Abweichung ist und ob eine Abbildung des Strukturmodells mit eventuellen Abweichungen/Anpassungen noch möglich ist, wird in drei Kategorien eingeteilt:

A = Muss-Kriterien:

Bei Abweichungen von den Kriterien handelt es sich definitiv nicht mehr um eine Abbildung des Strukturmodells.

B = Soll-Kriterien:

Die empfohlene Ausprägung beruht auf fundierten fachlichen Überlegungen. Abweichungen davon können dazu führen, dass die fachlichen und praktischen Intentionen des gesamten Konzepts beeinträchtigt werden.

C = Kann-Kriterien:

Die Empfehlung beruht nicht auf einer fachlichen oder wissenschaftlichen Begründung bzw. Vorgabe. Es ist aber damit zu rechnen, dass sich die hier empfohlene Gestaltung als ein Standard etabliert bzw. in der Praxis als bewährt angesehen wird, so dass Abweichungen nicht empfehlenswert sind.

Beispiel: Die Kriterien 1 und 2 betreffen die SIS®. Hier ist die Fragestellung, ob Felder der SIS® weggelassen oder ergänzt wurden. Beide Kriterien sind der Kategorie A zugeordnet. Wenn also Ihr Dokumentationsanbieter Felder in der SIS® ergänzt oder weggelassen hat, können Sie das Strukturmodell nicht abbilden.

Ist bei einer EDV-gestützten Dokumentation z. B. eine Rechtschreibprüfung eingebaut (Kriterium 5) fällt dies in die Kategorie C und beeinträchtigt die Funktionsweise des Strukturmodells nicht.

Tipp

Wenn Sie sich selbst eine neue Pflegedokumentation erstellen, hilft Ihnen dieses Anforderungsprofil ebenfalls weiter. Hier können Sie schnell erkennen, ob Ihre Überlegungen zur Ausgestaltung der hauseigenen Pflegedokumentation noch innerhalb des Rahmens des Strukturmodells sind.

Quelle: Arbeitsgruppe technischer Implementierungsleitfaden, FINSOZ e.V., Projektbüro Ein-STEP und DVMD e.V., Anforderungsprofil für die Abbildung des Strukturmodells in Dokumentationssystemen (Version 1.1) www.ein-step.de, Berlin, September 2015.

13 Warum gibt es keine Musterdokumentation für das Strukturmodell?

Es war eine bewusste Entscheidung, keine Musterdokumentation anzubieten. Lediglich das Formblatt für die SIS® ist vorgegeben. Ein Ziel des Strukturmodells ist es, der Fachlichkeit der Mitarbeitenden in der Pflege wieder mehr Gewicht zu verleihen. Daher kann Ihnen durchaus zugetraut werden, selbst zu erarbeiten, wie die Dokumentation beschaffen sein muss, damit sie genau Ihren Ansprüchen und denen Ihrer Pflegekunden gerecht wird. Gäbe es eine Einheitsdokumentation für alle, wäre (wiedermal) etwas von außen übergestülpt worden, wie es schon so oft in der Pflege der Fall war.

Zugegebenermaßen wäre es gerade in Schulungen viel einfacher, eine Musterdokumentation zu präsentieren. Dann würden die meisten Einrichtungen aber damit beschäftigt sein, die Vorgaben zu erfüllen. Sie würden sich sicher weniger Gedanken darum machen, welchen Zweck die Dokumentation eigentlich erfüllen soll und wie man dorthin kommt.

Pflegedienstleitungen empfinden die Angaben in den Veröffentlichungen zum Strukturmodell als zu schwammig und es fehlt ihnen an klaren Vorgaben. In Schulungen zum Strukturmodell werden Sie oft hören, dass man Dinge so oder so handhaben kann. Jede Einrichtung hat einen großen Ermessensspielraum. Einigen macht dies Angst, andere freuen sich, selbst fachlich gestalterisch tätig werden zu können. Letztendlich haben die Erfahrungen aber gezeigt, dass die Umsetzung nur Erfolg hat, wenn man sich mit der individuellen Ausgestaltung der eigenen Pflegedokumentation beschäftigt.

Merksatz

Die Erfahrungen beim Abschlusstreffen von 60 Einrichtungen aus einem Jahr der Umstellungsphase auf das Strukturmodell ergaben 60 verschiedene Auslegungen des Strukturmodells. Begründet sind die Unterschiede in der Nutzung unterschiedlicher Dokumentationssysteme. Insbesondere die Unterschiede zwischen EDV-gestützten und papierbasierten Systemen sind groß. Außerdem spielte die Ausgangslage der Einrichtungen eine entscheidende Rolle.

Jede Pflegeeinrichtung ist ein bisschen anders. Es gibt verschiedene Schwerpunkte bei den Pflegebedürftigen und einen unterschiedlichen Personalmix in den Einrichtungen. Verschiedene Voraussetzungen sind oft auch in der Trägerschaft, die das Selbstverständnis der Einrichtungen prägt, vorhanden. Eine festgelegte Musterdokumentation würde nur sehr schwer allen Anforderungen gerecht werden. Deshalb wäre das Strukturmodell wahrscheinlich dann auch nicht so erfolgreich geworden. Für die Kurzzeit- und Tagespflege hingegen finden sich in den Handlungsanleitungen Muster für Maßnahmenpläne und weitere Formulare wie den Kommunikationsbogen. Diese sind jedoch nicht verpflichtend, sondern stellen nur eine Empfehlung dar. Zu finden unter www.ein-step.de.

14 Warum gibt es in den Schulungsunterlagen keine fertigen Beispiele einer ausgefüllten SIS® oder eines Maßnahmenplans?

In fast allen Schulungen kommt schnell die Frage nach einem Muster oder Beispiel einer ausgefüllten SIS® oder eines Maßnahmenplans auf. Zumindest von offizieller Seite, durch das Projektbüro, gibt es hier keine Muster oder Beispiele. Dafür gibt es einen guten Grund: Das Strukturmodell ist keine Musterdokumentation. Es gibt sehr viele Variationen und Gestaltungsmöglichkeiten. Mit einigen Muster-Beispielen würde man dem nicht gerecht werden können.

Außerdem liegt die Vermutung nahe, dass veröffentliche Muster die Kreativität der Einrichtungen einschränken könnten und schnell als Standard gelten würden.

Ein weiterer Punkt ist, dass Beispiele, die unkommentiert herausgegeben werden, in diesem Fall eher kontraproduktiv sind.

Um einen Eindruck über eine mögliche Ausgestaltung zu bekommen, müsste man schon eine komplette Dokumentation (Stammblatt, SIS®, Maßnahmenplan, Medikamente, Diagnosen, evtl. weitere Risikoeinschätzungen, Berichtsblätter) und das dazugehörige Qualitätsmanagement Handbuch lesen.

Um einen Eindruck über den Echtbetrieb des Strukturmodels zu erhalten, empfiehlt es sich Kontakt zu schon umsetzenden Einrichtungen aufzunehmen. Kontakte vermitteln kann hier z. B. Ihr zuständiger Multiplikator oder auch Ihr EDV-Anbieter.

15 In welchem Bereich des Gesundheitswesens kann das Strukturmodell Anwendung finden?

Das Strukturmodell wurde zunächst für die stationäre Langzeitpflege und die ambulante Pflege entwickelt. Seit dem Frühjahr 2017 gibt es auch Handlungsanleitungen zur Umsetzung für das Strukturmodell in der Tages- und Kurzzeitpflege. Sowohl für die Kurzeitpflege und auch Tagespflege ist es notwendig, sich mit den gesamten Grundlagen des Strukturmodells vertraut zu machen. Die Handlungsanleitungen der Kurzzeitpflege und Tagespflege sind somit als Erweiterung des Strukturmodells zu verstehen. Eine Umsetzung für Krankenhäuser ist zurzeit nicht in Planung. Die Praxis zeigt außerdem, dass das Strukturmodell für die Arbeit im Hospiz und der Kinderkrankenpflege kaum geeignet ist.

16 Welches Ziel verfolgt der personzentrierte Ansatz im Strukturmodell?

Die Kernaussage des personzentrierten Ansatzes nach Carl Rogers ist: „Nur der Mensch selbst weiß, was am besten für ihn ist". Dies gilt auch für den Beziehungsprozess in der Pflege. Die Pflegefachkraft kann mit all ihrer fachlichen Expertise niemals entscheiden, was das Beste für den Pflegebedürftigen ist. Sie kann ihn in seiner Entscheidung beraten und unterstützen, die Entscheidung selbst muss der Pflegebedürftige treffen. Eines der Grundprinzipien des Strukturmodells ist es daher, die Wünsche und Sichtweise des Pflegebedürftigen wieder in den Vordergrund zu stellen. Dies passiert insbesondere durch die Eingangsfrage, die zu Beginn des Pflegeprozesses an den Pflegebedürftigen gestellt wird. Die einfache Frage: „Wie geht es Ihnen und was können wir für Sie tun und/oder was führt Sie zu uns?", ermöglicht eine neue Sichtweise und zentriert die Wünsche des Pflegebedürftigen. Zwei Personen mit identisch gleichen Pflegeproblemen werden nie die gleichen Wünsche und Bedürfnisse äußern. Fragen Sie einen Marathonläufer nach einem Schlaganfall, wird dieser Ihnen als Ziel nennen, unbedingt wieder laufen zu wollen. Fragen Sie einen Klavierspieler, wird er Ihnen mitteilen, dass sein Ziel ist, die Finger wieder vollständig nutzen zu können.

Beispiel

Im Pflegebericht von Frau Sonnenschein finden sich in letzter Zeit immer häufiger Einträge, wie: „Frau S. ist depressiv, oft traurig." Schwester Olga möchte heute zum ersten Mal den SIS® Bogen erproben und sucht sich dafür Frau Sonnenschein aus. Auf die Frage „Wie es ihr geht und was die Pflege noch für Sie tun kann?", antwortet Frau Sonnenschein: „Kindchen, mir geht es nicht gut. Mir tut alles weh. Jeden Tag, 24 h am Tag, habe ich Schmerzen. Alles ist mühsam und beschwerlich geworden. Der Herrgott soll mich doch endlich zu sich holen. Ich frage mich, warum er es nicht endlich tut. Ich schäme mich dafür, dass ich wie ein kleines Kind Hilfe von euch brauche. Ihr macht das alle gut, aber am liebsten wäre mir doch, ich wäre einfach nicht mehr da. Diese Schmerzen, wie lange soll ich die bloß noch aushalten?"
Das Festhalten der wörtlichen Rede ermöglicht, eine andere Perspektive einzunehmen und mehr Verständnis für die Situation des Pflegebedürftigen aufzubringen.

Durch den Verständigungsprozess innerhalb der SIS® wird der personzentrierte Ansatz weiter verfolgt. Die Pflegefachkraft berät aus fachlicher Sicht, der Pflegebedürftige äußert seine Wünsche und zusammen wird versucht, ein Übereinkommen zu erlangen. Letztendlich zählt jedoch die Entscheidung des Pflegebedürftigen.

Achtung

Sie machen sich nicht strafbar, wenn Sie die Wünsche des Bewohners/Patienten berücksichtigen. Auch nicht dann, wenn dies heißt, dass der Patient die notwendige Lagerung verweigert oder nur zulässt, alle 14 Tage einmal gebadet zu werden. Das Gegenteil wäre der Fall. Lernen Sie die Wünsche des Bewohners/Patienten zu akzeptieren, auch wenn dies in keiner Weise zu Ihrer pflegefachlichen Sicht passt.

17 Gibt es im Strukturmodell keinen Pflegeprozess mehr?

Natürlich gibt es noch einen Pflegeprozess. Der Pflegeprozess wird in unterschiedlichen Pflegemodellen verschieden dargestellt. Es gibt Variationen zwischen 4 bis 6 Stufen. Der in Deutschland geläufigste Pflegeprozess ist der sechsstufige von Fiechter und Maier. Im Strukturmodell wird der vierstufige Pflegeprozess der WHO genutzt.

Übersicht: Vergleich des 4- und 6-schrittigen Pflegeprozesses

WHO-Pflegeprozessmodell	Pflegeprozess nach Fiechter und Meier
Einschätzung des Pflegebedarfes/Erstellung der Pflegeanamnese	Informationssammlung
	Erkennen von Problemen und Ressourcen
	Festlegung der Pflegeziele
Planung der Pflege	Planung der Pflegemaßnahmen
Durchführung der Pflege	Durchführung der Pflege
Evaluieren/Bewerten der Pflege	Evaluierung/Bewertung der Pflege

Die Schritte „Erkennen von Problemen und Ressourcen" und „Festlegen von Pflegezielen" werden im Strukturmodell nicht explizit und regelhaft verschriftlicht.

In der Handlungsanleitung des Ein-STEP-Büros wird von einem gedanklich fachlichen Prozess gesprochen. Es werden nicht mehr alle Ressourcen und Probleme für jedes Themenfeld erhoben, wenn diese für die Planung der Pflege keine Relevanz besitzen. Sehr wohl aber muss die Pflegefachkraft in der Lage sein, Probleme, Ressourcen zu erkennen und Ziele festzulegen, um sinnvolle Maßnahmen zu planen. Sie muss es nur nicht im einzelnen schriftlich festhalten.

18 Findet im Strukturmodell keine pflegerische Ziel- und Problemformulierung mehr statt?

Wenn Sie nach dem Strukturmodell dokumentieren, entfällt die klassische Form der Pflegeplanung, wie Sie zum Beispiel im AE(B)DL Modell vorkommt: Ressource, Problem, Ziel, Maßnahme. Eine Planung der Pflege findet trotzdem statt. Somit kann die Maßnahmenplanung im Strukturmodell auch als Pflegeplanung verstanden werden. Sie verschriftlichen im Maßnahmenplan des Strukturmodells ausschließlich die Maßnahmen. Dies bedeutet nicht, dass die Maßnahmen nicht mehr auf pflegerische Ziele hin ausgerichtet werden oder Probleme nicht mehr erhoben werden. Vielmehr sind die übergeordneten Ziele und die Problemformulierung in ihrem pflegefachlichen Denkprozess verankert. Zudem findet während der Aufnahme mittels SIS® Bogen eine Informationssammlung statt. Diese beschäftigt sich innerhalb der Themenfelder mit den individuellen pflegerischen Problemen und Ressourcen des Bewohners/Patienten unter pflegefachlicher Fragestellung. Besteht ein Sturzrisiko? Welche Einschränkungen bestehen in der Mobilität? Hat der Bewohner/Patient Einschränkungen bei der Kommunikation?

Achtung

Wichtige therapeutische oder ärztlich angeordnete Ziele sollten trotzdem verschriftlicht werden. Diese können im Maßnahmenplan oder auf bestimmten Formularen, wie dem Medikamentenblatt, aufgenommen werden. Das kann zum Beispiel der Fall sein, wenn eine überwachte Gewichtsreduktion notwendig ist. Auch Ziele, die der Bewohner/Patient selbst als wichtig erachtet, können im Rahmen der SIS® im Zuge der wörtlichen Rede aufgenommen werden. Wichtig ist, dass die Maßnahmen auf die Zielerreichung ausgerichtet sind.

19 Gibt es im Strukturmodell keine Biografiearbeit mehr?

Um diese Frage zu beantworten, müssen zunächst unterschiedliche Begrifflichkeiten geklärt werden. **Die Biografie** an sich meint die Beschreibung einer Lebensgeschichte. Dies kann sowohl mündlich als auch schriftlich erfolgen. Die Biografie ist somit der individuelle Lebenslauf eines Menschens. Der **Begriff der Biografiearbeit** in der Pflege meint die Auseinandersetzung mit dem Lebenslauf der zu Pflegenden. Durch die Beschäftigung mit der Biografie sollen Pflegende ein Bild darüber gewinnen, wie der Patient zu dem Mensch wurde, der er ist. Ein Ziel der Biografiearbeit ist es somit, den Menschen ganzheitlich wahrzunehmen. Die Pflege eines Menschens soll nicht nur auf seine Defizite ausgerichtet geplant werden. Vielmehr sollen seine Gewohnheiten, Fähigkeiten, Vorlieben und Abneigungen in die Planung individueller Maßnahmen einfließen. Insbesondere in der Pflege und Betreuung demenenziell erkrankter Menschen gewinnt die Biografiearbeit einen immer höheren Stellenwert. Der **Biografiebogen** dagegen ist nur ein Instrument, welches bei der schriftlichen Erfassung der Biografie unterstützen kann. Häufig geben diese Bögen Fragen vor, die sich mit Ereignissen frühster Kindheit bis zum hohen Erwachsenalter befassen.

Was heißt dies nun für das Strukturmodell? Das Strukturmodell bietet die Möglichkeit, auf einen gesonderten Biografiebogen zu verzichten. Wichtige Aspekte der Biografie eines Patienten können stattdessen in den Themenfeldern schriftlich fixiert werden oder aber direkt im Maßnahmenplan integriert werden. Somit schreibt das Strukturmodell keinen Verzicht der immens wichtigen **Biografiearbeit** vor. Vielmehr hat es das Ziel, den Umgang mit der Biografiearbeit in der Einrichtung zu reflektieren. Vermeiden Sie innerhalb ihrer Biografiearbeit folgende Fehler:

– **Biografiearbeit wird gleichgesetzt mit Biografiebogen**
– Kaum haben Bewohner/Patient und Angehörige den Vertrag unterschrieben wird der Biografiebogen ausgehändigt. Dies häufig mit der nachdrücklichen Bitte, diesen so detailliert wie möglich auszufüllen. Der Bewohner/Patient hat also noch nicht einmal wirklich die Pflegekräfte und die Einrichtung kennen lernen können, da wird er schon im Biografiebogen nach intimen Details gefragt: „Wie waren Ihre finanziellen Verhältnisse?" oder „Haben Sie eine glückliche Ehe geführt?". Kaum jemand möchte darüber fremden Menschen Auskunft geben. Weiterhin wird der Bewohner/Patient die Zusammenhänge zwischen einer geforderten Auskunft des Biografiebogen und der Pflegebedürftigkeit nicht erkennen. Wie steht etwa eine unglückliche Ehe in Verbindung damit Hilfestellung bei der Körperpflege zu benötigen? Zielführend sind hier oft nicht die biografischen Details, die der Patient für wichtig erachtet und preisgeben möchte. Vielmehr soll der Bewohner/Patient gleich alles und alles auf einmal preisgeben.

Wie sieht sein finanzielles Einkommen aus? War die Ehe intakt? Wie ist das Verhältnis zu den Kindern? Gab es traumatische Erlebnisse, wie Kriegserfahrungen? Viele Informationen möchte man nicht einem wildfremden Menschen erzählen. Häufig kommt der Biografiebogen daher unvollständig oder völlig leer zurück. „Patient möchte keine Angaben zur Biografie machen", ist dann dort zu lesen. Die Biografiearbeit ist aber nicht auf einen Bogen im Zuge der Aufnahme zu reduzieren. Vielmehr ist die Biografiearbeit ein fortlaufender Prozess, der umso besser funktioniert, desto mehr Vertrauen aufgebaut wird. Eine Biografie entwickelt sich bis zum Tod eines Menschens fortlaufend weiter. Gewohnheiten und Interessen verändern sich. Häufig wird ein einmal ausgefüllter Biografiebogen jedoch nicht angepasst und evaluiert. Ehemalige Interessen und Vorlieben werden nicht abgesetzt.

Antworten

Was können Sie also tun?

a) *Arbeiten Sie bei der SIS® mit den Informationen, die der Bewohner/Patient Ihnen freiwillig gibt, „bohren Sie nicht nach" und fixieren diese schriftlich in den Themenfeldern der SIS® und/oder im Maßnahmenplan.*

b) *Sehen Sie die Biografie ganzheitlich. Nicht nur Hobbys und Interessen sind biografische Daten. Auch zum Beispiel Aussagen zum eigenen Umgang mit Gesundheit oder Krankheit. Bereits der Gesprächsverlauf kann Informationen liefern, wie kontaktfreudig und extrovertiert eine Person ist.*

c) *Arbeiten Sie mit diesen Informationen und binden Sie diese gezielt in die Maßnahmenplanung ein.*

d) *Hinterfragen Sie biografische Daten regelmäßig. „Setzen Sie diese ggf. ab" oder kennzeichnen Sie diese als nicht mehr gültig. Pflegemaßnahmen werden regelmäßig dem individuellen Hilfebedarf angepasst. Genauso sollten die Maßnahmen auch an die aktuellen Vorlieben und Gewohnheiten angepasst werden. Verstehen Sie somit die Biografie als fortlaufenden Prozess.*

- Wenn die Entscheidung getroffen ist, die Dokumentation auf das Strukturmodell umzustellen, stellt sich die Frage, ob Sie zukünftig einen Biografiebogen nutzen möchten. Diese Entscheidung müssen Sie als Einrichtung selber treffen. Nehmen Sie jedoch als Entscheidungshilfe die oben genannten Aspekte zur Hilfe und hinterfragen Sie den eigenen Umgang mit der Biografiearbeit. Um eine gute Biografiearbeit zu leisten, benötigen Sie keinen Biografiebogen.

- Ein Argument, welches oft eingewandt wird, ist das insbesondere die Arbeit mit demenziell erkrankten einen Biografiebogen erfordert, da diese häufig wichtige biografische Aspekte nicht mehr äußern können. Für einige Personengruppen kann es durchaus Sinn machen, weiterhin einen gesonderten Biografiebogen zu führen. Jedoch können Sie auch bei demenziell veränderten Menschen die wichtigen Informationen in den einzelnen Themenfeldern erfassen und im Maßnahmenplan integrieren. Überlegen Sie sich genau, wozu Sie einen Biografiebogen benötigen und was sie mit den dort gewonnen Daten anfangen.

20 Muss ich das Strukturmodell im ambulanten Bereich auch für SGB V Leistungen umsetzen?

Das Strukturmodell ist ein Dokumentationsmodell. Dies bedeutet, dass Sie prüfen müssen, welche Dokumentationsanforderungen in Ihrem Vertrag gemäß § 132/133 a SGB V geregelt sind. In der Regel müssen Sie das vollständige Strukturmodell nur umsetzen, wenn Sie ausschließlich Leistungen nach SGB XI erbringen. Einige Länder fordern aber zum Beispiel für das Erbringen von Leistungen nach §37(1) SGB V eine strukturierte Informationssammlung. Eine detaillierte Maßnahmenplanung wird in der Regel nicht gefordert.

Erbringen Sie sogenannte „Mischleistungen" nach SGB V und SGB XI, nehmen Sie die Leistungen der Behandlungspflege entsprechend in der SIS® und im Maßnahmenplan mit auf. Nur so erhalten Sie ein vollständiges Bild über den Pflegekunden. Schauen Sie jedoch am besten in Ihre geltenden Verträge, was dort zum Punkt Pflege-dokumentation gefordert wird.

21 Darf das Strukturmodell in der praktischen Prüfung für Auszubildende in der Altenpflege verwendet werden?

Im §12 (1) AltPflAPrV ist bundeseinheitlich geregelt, dass ein Anteil der praktischen Prüfung die schriftliche Ausarbeitung der Pflegeplanung darstellt. In mehreren Ländern unterliegt die Ausbildung zusätzlich landesrechtlichen Regelungen. Es ist davon auszugehen, dass zukünftig immer mehr Auszubildende in Pflegeberufen innerhalb ihrer Ausbildung mit dem Strukturmodell in Kontakt kommen. Daher sind zurzeit in allen Ländern Kooperationsgremien gebildet worden, die sich damit beschäftigen, wie das Strukturmodell in die Lehrpläne und Prüfungen eingebunden werden kann. Solange jedoch entsprechende Regelungen noch nicht getroffen worden sind, sollten Sie prüfen, welche landesrechtlichen Regelungen oder Empfehlungen bei Ihnen vorliegen. Unklarheiten beziehen sich häufig darauf, ob Ziele und Probleme für die praktische Prüfung explizit verschriftlicht werden müssen. Dies erfolgt im Strukturmodell nicht, jedoch müssen die Maßnahmen erkennbar auf entsprechende Probleme und übergeordnete Ziele hin geplant werden. Immer mehr Fachseminare entschließen sich, dass Strukturmodell zusätzlich in ihren Lehrplan mit aufzunehmen.

22 Wird tatsächlich weniger dokumentiert?

Ja, die meisten Einrichtungen und Dienste schreiben nach der Umstellung auf das Strukturmodell weniger. Kritiker behaupten immer wieder, das Strukturmodell würde sich nicht ausreichend mit Ressourcen beschäftigen und sei ausschließlich problemorientiert ausgerichtet. Das Strukturmodell fordert aber lediglich einen sachlichen Umgang mit benötigten Informationen. Weniger aber sinnvoll dokumentieren ist das Ziel. In der „alten" Dokumentation wurden häufig ein und dieselben Aspekte an unterschiedlichen Stellen dokumentiert. Hinzu kommt, dass häufig begründet wurde, warum der Bewohner keine Einschränkungen in einem bestimmten Bereich hatte. Hierzu als Beispiel ein kleiner Ausschnitt:

Frau Müller ist ins Altenheim Sonnenschein gezogen. Frau Müller hat Pflegegrad 3. Sie zieht auf eigenen Wunsch ein, da sie sich zu Hause oft einsam gefühlt hat. „Ich fühle mich sicherer, wenn jemand da ist, der nach einem sieht und ich hoffe, dass ich in meinem Alter noch ein paar nette Kontakte knüpfen kann."

Informationssammlung nach Themenfeldern	Informationssammlung nach AEDL
Themenfeld 1: Frau Müller hat keinerlei Einschränkungen in diesem Bereich	AEDL 1: Frau Müller kann Wünsche und Bedürfnisse klar äußern, ist in der Lage Gefahren und Risiken einzuschätzen. Hat keinerlei Hilfsmittel. Keine Einschränkung in der Kognition. Ist in allen Bereich orientiert. AEDL 11: Frau Müller ist in allen Bereich orientiert, kann Gefahren und Risiken einschätzen. AEDL 13: Frau Müller kann Ängste, Sorgen und Nöte mitteilen.

Informationssammlung nach Themenfeldern	Informationssammlung nach AEDL
Themenfeld 2: Frau Müller nutzt einen Rollator für längere Strecken außerhalb des Hauses: „Den brauch ich für die Pausen". Hat einen leichten Tremor in den Händen, fordert selbstständig Unterstützung ein bei Dingen, die Sie daher nicht selbstständig durchführen kann (z. B.: Essen klein schneiden). Feinmotorik ist eingeschränkt.	AEDL 2: Frau Müller kann selbstständig gehen und stehen sowie den Transfer durchführen. Nutzt den Rollator für längere Strecken außerhalb des Hauses selbstständig, kann Belastungsgrenze einschätzen. Hat keinerlei Einschränkungen in der Beweglichkeit der Gelenke. Hat einen leichten Tremor aufgrund des M. Parkinson in den Händen, benötigt daher Hilfestellung bei Dingen der Feinmotorik (wie Essen klein schneiden). Gibt hin und wieder Schmerzen in den Fingern an, fordert Schmerzmittel entsprechend ein. Hat bei Bedarf Schmerzmittel. Frau Müller hat zurzeit keine Sturz-, Dekubitus und Kontrakturengefahr. AEDL 11: Frau Müller nutzt den Rollator selbstständig, kann Gefahren und Risiken einschätzen.
Themenfeld 3: Frau Müller benötigt Hilfestellung bei der Insulininjektion und BZ Messung. Gibt zeitweise Schmerzen in den Fingern an, fordert Schmerzmittel ein, die ihr nach eigener Aussage gut helfen.	AEDL 3 Frau Müller kann die BZ Messung und Insulininjektion aufgrund des Tremors, bedingt durch den M. Parkinson, in den Händen nicht selbstständig durchführen. Äußert zeitweise Schmerzen in den Fingern, fordert dann Schmerzmittel ein. Hat Bedarfsmedikation vom Arzt. Helfen ihr nach eigener Aussage gut. Medikamente kann sie selbstständig einnehmen, kann Gefahren und Risiken diesbezüglich einschätzen. AEDL 11: Frau Müller kann ihre Medikamente selbstständig einnehmen. Fordert Schmerzmittel nach Bedarf ein. AEDL 13: Frau Müller hat zeitweise Schmerzen, erhält dagegen Bedarfsmedikation. Diese fordert sie selbstständig ein, helfen nach eigener Aussage ausreichend.
Auszug: Themenfelder und AEDL im Vergleich	

23 Was ist die SIS?®

Die Strukturierte Informationssammlung, kurz SIS® genannt, ist eins von vier Elementen des Strukturmodells. Die Redensart „Wir machen jetzt die SIS®" oder „Wir dokumentieren jetzt nach SIS®" ist also nicht ganz korrekt. Sie ist lediglich ein Teilstück des ganzen Modells.
Die SIS® wird als wissenschaftsbasiertes Konzept bezeichnet, da die Themenfelder angelehnt an denen des Neuen Begutachtungsassessments (NBA) sind. Dies wiederum wurde in wissenschaftlich anerkannten Verfahren erarbeitet. Es handelt sich bei der SIS® also nicht um ein klassisches Formular.

Die SIS® ist immer der Einstieg in den Pflegeprozess. Hier werden alle pflege- und betreuungsrelevanten Informationen erfasst. Ein separater Biografiebogen ist im Strukturmodell nicht mehr zwingend vorgesehen. Es geht nicht darum, besonders viele Informationen zu sammeln, sondern nur die für den Moment für die Pflege und Betreuung wichtigen. Also lieber Klasse statt Masse.

Merksatz

Es gibt je einen SIS®-Vordruck für den ambulanten, teilstationären und stationären Pflegebereich sowie die Kurzzeitpflege. Dieser ist kostenlos erhältlich unter http://www.ein-step.de. Es sind verschiedene Layouts zum Ausdruck (Din A3 und Din A4/schwarz-weiß und bunt) und auch ein beschreibbares PDF-Dokument verfügbar

24 Das neue Begutachtungsassessment und die SIS® sollen die gleichen Themenfelder benutzen. Was bedeutet das?

Die Themenfelder in der SIS® sind bewusst an den Themenfeldern des neuen Begutachtungsassessements (NBA) angelehnt. Die Begründung ist folgende: Zu den Themenfeldern des NBAs lag bereits eine wissenschaftlich fundierte Analyse von Instrumenten zur Erfassung von Pflege- und Hilfebedarf vor. Zusätzlich gibt es Hinweise zur praktischen Nutzung der Themenfelder in der Pflegeplanung. Die SIS® wird vom Projektbüro Ein-STEP daher auch als wissenschaftsbasiertes Konzept beschrieben.

....

Vergleich: Module des NBA und Themenfelder der SIS®

NBA – Module	SIS® – Themenfelder
1. Mobilität	2. Mobilität und Beweglichkeit
2. Kognitive und kommunikative Fähigkeiten	1. kognitive und kommunikative Fähigkeiten
3. Verhaltensweisen und psychische Problemlagen	
4. Selbstversorgung	4. Selbstversorgung
5. Bewältigung von und selbstständiger Umgang mit krankheits- oder therapiebedingten Anforderungen	3. Krankheitsbezogene Anforderungen und Belastungen
6. Gestaltung des Alltagslebens und soziale Kontakte	5. Leben in sozialen Beziehungen
7. Außerhäusliche Aktivitäten	
8. Haushaltsführung	(6. Wohnen/Häuslichkeit)

25 Wie gehe ich damit um, wenn mehrere Personen in das Erstgespräch involviert sind?

Das kommt Ihnen sicherlich bekannt vor: Wenn Sie bei Aufnahme nach Wünschen in Bezug auf Pflegeleistungen fragen, erhalten sie oft zwei Antworten. Einmal die des Patienten und einmal die des Angehörigen.

Oft weichen die Wünsche und Vorstellungen jedoch weit voneinander ab oder es kommt gar zu Konflikten zwischen den Angehörigen.

Fallbeispiel

Pfleger Raphael führt das Erstgespräch bei Frau Bolte im Beisein Ihrer Tochter Frau Schmidt. Pfleger Raphael fragt Frau Bolte: „Was wünschen Sie sich von uns? Was können wir für Sie tun?" Frau Bolte antwortet: „Eigentlich will ich nix und brauch ich nix. Die Wäsche am Morgen schaffe ich noch alleine. Meine Tochter meint aber, dass ich unbedingt Hilfe benötige. Früher haben wir uns auch nur einmal die Woche gebadet, warum soll das heute anders sein?" Die Tochter Frau Schmidt mischt sich ein und sagt: „Mutter kann fast gar nichts mehr allein, ständig fällt sie, vieles vergisst sie. Oft läuft Sie tagelang in den denselben Klamotten rum. Das ist doch einfach kein Zustand."

Wie gehen Sie damit jetzt um?

Nutzen Sie die zentralen Aussagen beider Parteien und notieren beide auch im SIS® Bogen. Dies kann helfen, Diskrepanzen von Anfang an darzustellen und für alle Seiten die beste Lösung zu finden. Notieren Sie den Wortlaut aller Beteiligten, wenn nötig, innerhalb des Feldes der Eingangsfrage. Weitere Wünsche und wichtige Anmerkungen notieren Sie zu den entsprechenden Themenfeldern. So beziehen Sie von Anfang an alle Beteiligten im Aushandlungsprozess mit ein und sorgen für eine hohe Kundenzufriedenheit. Aber beachten Sie, vorrangig sind immer die Wünsche des Pflegekunden.

26 Welchen Sinn verfolgt das Initialassessment?

Das Initialassessment dient, wie der Name schon sagt, einer ersten fachlichen Einschätzung. Es wird nur abgefragt, ob ein Risiko vorliegt oder nicht. Ja oder nein? Die Begründung, warum ein Risiko vorliegt, sollte sich in den Themenfeldern wiederfinden. Wird ein Risiko mit Ja bewertet, so kann entschieden werden, ob weitere differenzierte Einschätzungen notwendig sind. Dieses Vorgehen wird auch den Forderungen des DNQP gerecht. Innerhalb der Expertenstandards wird gefordert, dass die Pflegefachkraft zunächst initial beurteilen muss, ob ein Risiko vorliegt. Liegt ein Risiko vor, sollte, sofern notwendig, differenziert geschaut werden, welche einzelnen individuellen Faktoren vorliegen. Zusätzlich dazu bietet das Initialassessment in der SIS® eine gute, erste Übersicht über alle vorliegenden Risiken. Weiterhin bietet es eine gute Möglichkeit, sich zu versichern, ob in den Themenfeldern alles berücksichtigt wurde.

Tipp

Erinnern Sie sich an die Textaufgaben in der Schule? Wenn man herausfinden wollte, ob die Lösung richtig war, rechnete man den Weg rückwärts. Genauso sollten Sie es mit der SIS® handhaben. Prüfen Sie, wenn Sie ein Risiko mit Ja bewerten, ob sich die entsprechende Erklärung im Themenfeld findet. Steht dort nichts, sollten Sie Ihre Einschätzung überdenken oder aber das Themenfeld vervollständigen.

27 Wofür ist das Feld „Sonstige" in der Risikomatrix gedacht?

Ob und für welches weitere bestehende Risiko das Feld „Sonstige" genutzt wird, ist der Pflegefachkraft überlassen. In der Regel wird es benutzt für ein weiteres Risiko, welches sich neben den schon bearbeiteten sogenannten Haupt-Risiken deutlich herausstellt. Dies kann z. B. ein Kontrakturrisiko sein oder auch ein herausforderndes Verhalten in einer Demenz.

Die Idee hinter der Risikomatrix ist es, die Hauptrisiken zu bearbeiten. Besteht überhaupt ein Hinweis auf ein Risiko in einem der fünf Bereiche? Falls nicht, müssen auch keine vertiefenden Einschätzungen ergriffen werden. Falls doch entscheidet die Pflegefachkraft welche Informationen Sie benötigt, um eine fachlich adäquate Einschätzung zum Risiko abgeben zu können. Die Matrix zusammen mit den

Einträgen im jeweiligen Themenfeld muss kenntlich machen, ob ein Risiko vorliegt und worin es begründet ist. Alle weiteren Risiken, z. B. Pneumonie, Soor und Parotitis, Kontrakturen können in den jeweils passenden Themenfeldern mitbehandelt werden.

Sie sollten allerdings nur angesprochen werden, wenn es Hinweise auf ein Risiko gibt. Wenn z. B. keine Anhaltspunkte für ein Kontrakturrisiko zu erkennen sind, muss auch nicht geschrieben werden, dass kein Kontrakturrisiko besteht. Es ist nicht Ziel, routinemäßig bei allen Bewohnern alle erdenklichen Risiken aufzuzählen und zu bewerten. Nur wenn es auch Anhaltspunkte gibt, muss die Pflegefachkraft weitergehende Beobachtungs- und Einschätzungsmaßnahmen einleiten.

Fallbeispiel

Frau Flink hat eine mittelschwere Demenz, kaum körperliche Einschränkungen und einen starken Bewegungsdrang. Ein Hinweis auf ein Kontrakturrisiko besteht nicht. Es muss also nicht beschrieben werden, das und warum kein Kontrakturrisiko vorliegt.

Tipp

Die Einschätzung, ob Risiken vorliegen oder nicht, fällt einigen Pflegefachkräften anfänglich schwer. Auch fällt es manchmal schwer, die richtigen Schlussfolgerungen aus den vorhandenen Informationen zu ziehen. An dieser Stelle sollten sich Leitungskräfte überlegen, ob alle Fachkräfte das SIS®-Gespräch führen können und wo noch Schulungsbedarf ist.

28 Was ist im Initialassessment unter „weitere Einschätzungen" zu verstehen?

Im Initialassessment finden Sie zu jedem vorgegebenen Risiko und Themenfeld die Spalte „Weitere Einschätzung". Haben Sie ein Risiko mit Ja bewertet, müssen Sie angeben, ob Sie zu dem Risiko eine weitere Einschätzung benötigen. Aber vorsichtig: Eine weitere Einschätzung bedeutet nicht zwangsläufig Assessment. Die Entscheidung, in welcher Art und Form Sie eine weitere Einschätzung vornehmen, obliegt Ihnen als Pflegefachkraft und verlangt eine klare Regelung im iQM. Hier gibt es auch in den Schulungsunterlagen keine Vorgabe. Definieren Sie daher innerhalb Ihres iQM, welche Möglichkeiten für die Pflegefachkraft bestehen, um eine weitere Einschätzung vorzunehmen. Sehen Sie jedoch die Vorgaben als Richtlinie und nicht als zwingende Vorgabe. Lassen Sie Spielraum für die Möglichkeiten fachliche Einschätzung.

Auszug QM Handbuch

Wir nutzen, zusätzlich zu der pflegefachlichen Einschätzung, in unserem Hause weitere Möglichkeiten zur Einschätzung. Vorrangig ist immer die pflegefachliche Einschätzung zu sehen. Die Pflegefachkraft entscheidet selbstständig über die Art und Weise weiterer Maßnahmen zur Einschätzung. Werden weitere Einschätzungen vorgenommen, müssen sich diese immer in der Pflegedokumentation wiederfinden.

1. Möglichkeiten zur weiteren Einschätzung Ernährung
– Trinkprotokoll
– Ernährungsprotokoll

Alle Formulare sollten immer individuell befristet werden. Als erster Richtwert gelten 3 Tage, danach muss die Pflegefachkraft erneut über Sinnhaftigkeit eines Weiterführens des Formulars entscheiden.

Merksatz

Wenn es ans Ausmisten Ihrer Pflegedokumentation geht, machen Sie dies unter der Fragestellung: „Welche Assessments ergänzen die pflegefachliche Einschätzung sinnvoll?"

29 Was bedeutet das „kompensierte Risiko"?

Achtung: Der Begriff des „kompensierten Risikos" wird seit Oktober 2016 nicht mehr verwendet. Dennoch möchten wir hier erklären, was es damit auf sich hatte. Ein Risiko gilt als kompensiert, wenn zum Zeitpunkt der Erhebung keine akuten Maßnahmen ergriffen werden müssen. Wichtig ist, dass dies durch eine ausreichend geschulte und erfahrene Pflegefachkraft eingeschätzt wird. Wichtig ist auch, dass die Pflegefachkraft in der Lage ist, ihre Einschätzung jederzeit fachlich richtig begründen zu können. Aufgrund vieler Schwierigkeiten bei der Implementierung mit dem Begriff des kompensierten Risikos kommt dieser Begriff jedoch in den Schulungsunterlagen des Projektbüros Ein-STEP nicht mehr vor.

Laut Schulungsunterlagen des Projektbüros konnte ein Risiko kompensiert werden durch:

- die Person selbst,

- durch Hilfsmittel,

- durch Medikamente.

- Zusätzlich zu diesen Faktoren sollten Sie immer die Einschätzung des Pflegebedürftigen berücksichtigen. Kommen Sie zu dem Entschluss, dass ein Risiko kompensiert ist, bewerten Sie das Risiko auch entsprechend mit Nein im Initialassessment. Wichtig ist jedoch trotzdem eine engmaschige Beobachtung, da sich kompensierende Faktoren jederzeit ändern können. Die Erklärung warum Sie ein Risiko als kompensiert bewerten, muss sich in jedem Fall in dem entsprechenden Themenfeld wiederfinden.

Beispiel

1. Sie erkennen bei Frau Sonnenschein ein unsicheres Gangbild. Frau Sonnenschein selbst berichtet, dass sie ohne ihren Rollator nicht „sicher auf den Füßen ist", sie sich aber mit Rollator „sicher und fit" fühlt und diesen auch für Pausen nutzen kann. Frau Sonnenschein nutzt den Rollator selbstständig und sicher. Davon haben Sie sich auch als Pflegefachkraft überzeugt. Es liegen nun Faktoren wie die Gangunsicherheit vor, die Stürze begünstigen können. Frau Sonnenschein kompensiert dies jedoch durch die selbstständige Nutzung des Rollators. Zudem ist sie in der Lage, Ihre Fähigkeit realistisch einzuschätzen. Das Risiko ist somit kompensiert.

2. Ein halbes Jahr später: Frau Sonnenschein vergisst aufgrund zunehmender demenzieller Veränderungen immer häufiger den Rollator. Sie bewerten das Sturzrisiko neu, da die bisherigen kompensierenden Faktoren, die selbstständige Nutzung des Rollators, nicht mehr vorliegen. Durch die Demenz ist auch die Fähigkeit, Risiken und Gefahren selbstständig zu erkennen, zunehmend eingeschränkt. Sie bewerten das Sturzrisiko entsprechend mit Ja und ergreifen entsprechende Maßnahmen. Zukünftig begleiten Sie Frau Sonnenschein und erinnern Sie an die Nutzung des Rollators. Das Risiko ist somit nicht mehr kompensiert, da personelle Unterstützung vorliegt.

Da ein kompensiertes Risiko nur vorliegt, wenn Sie keine Maßnahmen ergreifen, können Sie ein Risiko durch Maßnahmen, die durch Pflegekräfte erbracht werden, nicht kompensieren. Auch wenn Sie ein Risiko als kompensiert einschätzen, ist es wichtig, dass Sie weiterhin eine gezielte Beobachtung vornehmen, damit Risiken rechtzeitig erkannt werden.

- Wenn Sie das Strukturmodell implementieren, steht Ihnen die Entscheidung frei, ob Sie mit dem kompensierten Risiko arbeiten möchten. Sie sollten hierzu entsprechende Regelungen im QM festlegen. Die Empfehlungen geben aber an, besser auf diesen Begriff zu verzichten.

Achtung

*Für die Prüfer der QPR des MDK gibt es den Begriff „Kompensiertes Risiko"
nicht. Der MDK prüft, ob ein Risiko vorliegt oder nicht. Ein kompensiertes Risiko würde entsprechend mit Nein bewertet werden. Liegt ein entsprechendes Risiko vor, müssen entsprechende prophylaktische Maßnahmen nach-
weislich eingeleitet werden.*

*Schmerzen sollten nie als kompensiert beschrieben werden, besser eignet
sich der Begriff: „stabile Schmerzsituation" Dies notieren Sie in der SIS und/
oder im Maßnahmenplan.*

30 Können und müssen alle Mitarbeiter ein Erstgespräch anhand der SIS® führen?

Nein. Das Erstgespräch zur Strukturierten Informationssammlung ist
Pflegefachkräften vorbehalten. Hier existieren in den Einrichtungen
und Diensten verschiedene Vorstellungen darüber, ob jede Pflegefachkraft dazu in der Lage sein muss. Herauskristallisiert haben sich
zwei Richtungen.

I. Jede Fachkraft muss in der Lage sein, ein Erstgespräch zu führen, um den Pflegeprozess zu steuern

Das Strukturmodell verlangt eine hohe Fachlichkeit und hohe kommunikative und soziale Kompetenzen von der Pflegefachkraft. Im Um-
kehrschluss ist es aber nicht so, dass in anderen Dokumentationssystemen die Kompetenz der Pflegefachkraft keine tragende Rolle spielt.
Viele der bisherigen Systeme allerdings sind durch Ankreuzverfahren
und zahlreiche Assessments geprägt. Hier fällt es wesentlich leichter,
eine fachliche Fassade zu bewahren, indem bestimmte Systeme einfach nach festgelegtem Schema abgearbeitet werden. Im Strukturmodell mit der SIS® gilt es selbst pflegefachliche Zusammenhänge und
Situationseinschätzungen zu formulieren. Hier fallen Lücken im Fach-
wissen wesentlich eher auf.

Beispiel: Bei einer Dokumentationsvisite nach der Umstellung auf das Strukturmodell stellen Sie fachliche Mängel bei einem Mitarbeiter fest. Ergründen Sie unbedingt, ob diese Defizite tatsächlich in mangelndem Pflegewissen begründet sind. Vielleicht kann der Mitarbeiter mündlich alle Zusammenhänge und Sachverhalte gut erklären und hat nur Probleme, sich schriftlich auszudrücken?

Es gilt, den Mitarbeiter so lange zu schulen, bis er den Anforderungen gerecht wird. Stellt sich auch nach mehrere Schulungen heraus, dass dies nicht möglich ist, muss über weitere Konsequenzen nachgedacht werden. Erfüllt der Mitarbeiter die an ihn gestellten Anforderungen als Pflegefachkraft? Wenn Sie diese Frage mit Nein beantworten, sollten Sie auch im Interesse aller anderen Mitarbeiter über z. B. eine neue Einstufung als Pflegehilfskraft nachdenken.

II. Nur bestimmte Mitarbeiter führen das Erstgespräch und steuern den Pflegeprozess

Die Gründe für eine solche Entscheidung in einer Einrichtung oder einem Dienst sind vielfältig. Es hat nicht zwangsläufig damit zu tun, dass die Mehrzahl der Mitarbeiter fachlich nicht zu diesen Tätigkeiten in der Lage wäre. Gründe können auch in der Person bedingt sein: Ein Mitarbeiter ist pflegefachlich sehr gut aufgestellt und besitzt hohe kommunikative und soziale Kompetenzen, ist aber körperlich eingeschränkt oder kann die üblichen Arbeitszeiten in der Pflege nicht leisten. Hier liegt es im betrieblichen Interesse, das Aufgabenfeld des Mitarbeiters besser auf seine Fähigkeiten abzustimmen.

Wie genau man dieses Aufgabenfeld gestaltet ist sehr unterschiedlich und von vielen Faktoren abhängig. Im Folgenden möchte ich Ihnen einige Vorschläge als Anregung zur Aufgabengestaltung eines Pflegeprozessmanagers oder Dokumentationsbeauftragten geben. Auch die Begrifflichkeiten, wie dieser Aufgabenbereich benannt wird, sind nicht vorgegeben. Jede Einrichtung kann hier das für sich passende System entwerfen.

–   Pro Pflegetour oder Wohnbereich ist ein Mitarbeiter zuständig für Erstgespräche und Maßnahmenpläne. Alle Mitarbeiter pflegen nach dem vorgegebenen Maßnahmenplan und melden Abweichungen an den zuständigen Mitarbeiter. Dieser entscheidet dann über das weitere Vorgehen.

– Ein Mitarbeiter führt alle Erstgespräche mit der SIS® und beginnt aus den gewonnenen Informationen einen vorläufigen Maßnahmenplan zu schreiben. Diesen übergibt er dann an die jeweilige Bezugspflegekraft.

31 Sollte ich mir eine Checkliste erstellen, damit ich im Aufnahmegespräch nichts vergesse?

Jein.

Bitte erstellen Sie keine Checkliste zum Abhaken für das Erstgespräch. Damit würden Sie die Absichten und Prinzipien des Strukturmodells direkt umgehen.

Wenn Sie sich eine Gedankenstütze erstellen möchten, damit Sie im Erstgespräch nichts vergessen, ist das sicher ok. Eine häufig angewandte Form ist eine Kitteltaschenkarte. Erarbeiten Sie sich in Ihrer Einrichtung einen stichpunktartigen Gesprächsleitfaden. Bringen Sie ihm in ein ansprechendes Design und laminieren ihn ein. Als Pflegekraft kann man diese Gedächtnisstütze dann mit in das Erstgespräch nehmen. Wichtig dabei ist, dass der Leitfaden ein freies und offenes Gespräch nicht behindert. Es sollte nicht so enden, dass nur bestimmte Sachverhalte abgefragt und abgehakt werden.

32 Muss der Pflegekunde die SIS® unterschreiben?

Nein. Vielleicht haben Sie sich beim ersten Betrachten der SIS® auch gefragt, was es mit dem Feld „pflegebedürftige Person/Angehöriger/Betreuer" auf sich hat? An dieser Stelle können Sie den Pflegebedürftigen selbst oder einen Vertreter die SIS® nach Erstellung unterschreiben lassen. Das hat unter anderem folgenden Grund: Die Erkenntnisse aus der SIS® dienen als Grundlage für die weitere Tages- und Maßnahmenplanung. Legen Sie Ihrem Pflegekunden also vor, was Sie notiert haben und auf welcher Basis Sie die weitere (Tages-)Planung vornehmen werden. Wenn der Pflegekunde das nicht unterschreiben kann oder es vielleicht doch anders meinte, kann er schon jetzt intervenieren. Auch Absprachen, die z. B. bezüglich Prophylaxen besprochen wurden, gewinnen so mehr an Verbindlichkeit.

Die Entscheidung obliegt der Einrichtung, ob und wann Sie dieses Feld nutzen möchte. Es sollte jedoch eine verbindliche Regelung getroffen werden, damit die Mitarbeiter wissen, was zu tun ist.

Merksatz

Die Unterschrift ist kein „Muss". Entscheiden Sie von Fall zu Fall, ob Sie diese Vorgehensweise nutzen möchten.

33 Der Platz in der SIS® reicht nicht, was soll ich tun?

Sie müssen lernen, weniger zu schreiben. Der Platz in den Themenfeldern ist bewusst begrenzt worden, damit Sie sich nicht grenzenlos „frei schreiben" können. Wenn Sie das Gefühl haben, dass der Platz nicht reicht, nutzen Sie die Fragen in der folgenden Checkliste. Häufig bedarf es am Anfang auch noch ein wenig Übung, sich von den „alten" Gewohnheiten zu lösen.

Checkliste

– *Stehen die Informationen nicht schon an anderer Stelle in der Pflegedokumentation?*
+ *Stammblatt*
+ *Medikamentenblatt*
+ *Beratungsprotokoll*
+ …
– *Gibt es innerhalb der Themenfelder keine Dopplung?*
– *Sind zum Teil schon Aspekte erfasst worden, die in den Maßnahmenplan gehören?*
– *Sind die Informationen in der SIS® alle von Bedeutung?*
– *Bessere und kürzere Formulierung?*

34 Bis wann muss die SIS® abgeschlossen sein?

Dies liegt im Ermessen der Einrichtung. In der Praxis haben sich im stationären Bereich 48-72 Stunden bis zu einer Woche bewährt. Viele Einrichtungen berichten aber inzwischen, dass insbesondere bei der papiergestützten Pflegedokumentation eine Woche zu lang ist. Hier hat es sich bewährt, in einem Zeitraum von 4-5 Schichten die SIS® auszufüllen und weitere Beobachtungen im Berichteblatt zu dokumentieren. Während jedoch im stationären Bereich die Informationssammlung über einen Zeitraum von 24 h erfolgen kann, ist dies im ambulanten Bereich selten möglich. Informationen können nur im Rahmen des Einsatzes gewonnen werden. Hier bieten sich zwei Möglichkeiten:

– Regelung nach Anzahl der Einsätze, z. B. nach 5 Einsätzen oder

– Regelung nach Tagen, z. B. 5 Tagen.

Es gibt aber auch Einrichtungen, die die SIS® bereits nach 24 Stunden (stationär) oder 1. Einsatz (ambulant) abschließen. Anschließend wird direkt ein vorläufiger Maßnahmenplan erstellt. Änderungen und Abweichungen werden über das Berichteblatt erfasst und der Maßnahmenplan fortlaufend angepasst.

Wissenwertes

Eine Regelung nach Einsatz macht jedoch auch wenig Sinn, wenn Sie zum Beispiel 3-4 Einsätze an einem Tag fahren. Hier müssten Sie also wieder genau definieren welche Art Einsatz gemeint ist. Anstelle der Einsätze können Sie aber auch Tage definieren und wie im stationären Bereich einen Zeitraum von 2-3 Tagen vorgeben. Wichtig ist in jedem Fall, dass Sie eine entsprechende Regelung im QM treffen.

35 Sind Textbausteine im Strukturmodell erlaubt?

Wägen Sie den Umgang mit Textbausteinen oder sonstigen Formulierungshilfen sorgfältig ab. Ein Hauptziel des Strukturmodells ist es, eine personzentrierte und individuelle Pflege zu gestalten. Der Umgang mit Textbausteinen, Formulierungshilfen oder Beispielformulierungen erschwert es, einen individuell auf den jeweiligen Pflegekunden zugeschnittenen Maßnahmenplan zu erstellen. Die Versuchung ist hier oft zu groß, Textbausteine ohne eine Individualisierung und Personalisierung zu übernehmen.

Fragen Sie sich nach den Gründen, warum Textbausteine genutzt werden.

36 Wo integriere ich biografische Informationen im Strukturmodell?

Wenn Sie sich entschieden haben, auf einen gesonderten Biografiebogen zu verzichten, werden Sie sich fragen, wo Sie die gewonnenen Informationen stattdessen schriftlich fixieren können. Zu Beginn dokumentieren Sie die biografischen Daten innerhalb der Themenfelder der SIS®. Nutzen Sie dazu alle relevanten Themenfelder. Nicht nur das Themenfeld „Leben in sozialen Beziehungen" gibt Rückschlüsse auf biografische Gewohnheiten. In jeden Themenfeld lassen sich biografische Informationen schriftlich fixieren.

Beispiel

1) Kognitive und kommunikative Fähigkeiten

Beispiele: Innerhalb der ersten Gespräche werden Sie ein erstes Gefühl für die Kommunikation des Bewohners/Patienten gewinnen. Ist jemand zum Beispiel introvertiert oder extrovertiert? Gibt es Personen oder Dinge, die der Bewohner/Patient immer wieder erwähnt, über die er gern erzählt?

2) Mobilität und Beweglichkeit

Beispiele: Hat der Bewohner/Patient sich gern bewegt? Welche Bedeutung hat Bewegung für den Bewohner/Patienten? Ein Patient, der gern Klavier spielt wird Wert darauf legen, dass seine Finger möglichst lange gelenkig bleiben. Ein Marathonläufer hingegen wird sich so lange wie möglich eigenständig fortbewegen wollen.

3) Krankheitsbezogene Anforderungen und Belastungen

Beispiele: Wie ist das eigene Empfinden zum Thema Krankheit. Wie steht der Bewohner/Patient der Erkrankung gegenüber? Gab es vielleicht in der Vergangenheit Krankheiten, die die Lebenseinstellung geprägt haben?

4) Selbstversorgung

Wann steht der Bewohner/Patient gern auf? Welche Gewohnheiten in Bezug auf die Körperpflege bestehen?

5) Leben in sozialen Beziehungen

Beispiele: Gibt es wichtige Bezugspersonen, die vielleicht auch während des Gespräches anwesend sind? Gibt es besondere Interessen oder Hobbys, die der Bewohner/Patient erwähnt?

6) Wohnen und Häuslichkeit

Was für Tätigkeiten im häuslichen Bereich übernimmt der Kunde gern? Wie ist die Wohnumgebung gestaltet? Gibt es Wünsche für den Heimeinzug?

Alle relevanten biografischen Informationen, die Sie innerhalb der SIS® sammeln, berücksichtigen Sie anschließend bei der Planung der Maßnahmen. Hier gibt es unterschiedliche Möglichkeiten. Sie können biografische Daten direkt in die Tagesstruktur integrieren. Sie können aber auch wichtige biografische Informationen vor der eigentlichen Tagesstruktur beschreiben. Dies hat den Vorteil, dass die zuständige Pflegefachkraft sofort in der so genannten Grundbotschaft alle wichtigen Informationen auf einen Blick erhält.

Besondere Berücksichtigung bei der Tagesstruktur zu Themen, wie z.B.:

Welche Kommunikationsregeln gelten? Gibt es Besonderheiten, dass nur weibliche Pflegekräfte zum Patienten dürfen? Gibt es religiöse Besonderheiten? Sucht der Kunde oder sein Angehöriger die Kleidung selbstständig heraus? Wo befinden sich im häuslichen Bereich Pflegeutensilien? Welche bestimmten Interessen oder Vorlieben in Bezug auf Beschäftigung bestehen?

Im Laufe der Zeit werden Sie sicherlich immer mehr biografische Informationen über den Bewohner/Patienten gewinnen. Die neu gewonnen biografischen Informationen notieren Sie erst einmal im Berichteblatt. Handelt es sich hier um Informationen, die Änderungen im Maßnahmenplan erforderlich machen? Dann arbeiten Sie die neuen biografischen Informationen im Maßnahmenplan ein oder setzen ggf. entsprechende Maßnahmen ab.

Tipp

Kennzeichnen Sie biografische Daten, die Sie im Laufe der Zeit erfassen, gesondert im Berichteblatt. Dies ermöglicht Ihnen, Einträge zur Biografie schneller wiederzufinden. Viele Dokumentationsanbieter bieten dafür inzwischen gute Lösungen an.

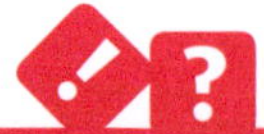

37 Kann grundsätzlich auf Einzelleistungsnachweise verzichtet werden?

Diese Frage ist im ambulanten Bereich schnell beantwortet: Nein! Aus abrechnungstechnischen Gründen müssen weiterhin Nachweise über die erbrachten Leistungen des jeweiligen Pflegevertrags mit dem Kunden erbracht werden. Zusätzlich müssen Einzelleistungsnachweise im ambulanten Bereich erbracht werden für:

- Behandlungspflege,
- Lagerungs- und Bewegungsprotokoll bei Dekubitusrisiko,
- ggf. Nachweise für Maßnahmen des Risikomanagements wie Trink- und Ernährungsprotokolle,
- bei Leistungen nach 45b SGB XI.

Im stationären Bereich kann unter bestimmten Voraussetzungen auf Einzelleistungsnachweise für immer wiederkehrende Leistungen der Grundpflege verzichtet werden. Dazu müssen Sie den sogenannten „Immer-so-Beweis" führen können. Einzelleistungsnachweise müssen jedoch weiterhin geführt werden für:

- Behandlungspflege,
- Lagerungs- und Bewegungsprotokoll bei Dekubitusrisiko,
- ggf. Nachweise für Maßnahmen des Risikomanagements wie Trink- und Ernährungsprotokolle.

38 Warum müssen für Lagerungs- und Bewegungsprotokolle weiterhin Einzelleistungsnachweise geführt werden?

Der Bundesgerichtshof (BGH) hat in den Jahren 1986 und 1987 zwei Urteile gefällt, aus denen sich die Pflicht zu Durchführungsnachweisen gezielt zur Dekubitusprophylaxe ergibt. Diese Urteile gelten, auch wenn die Lagerungsmaßnahmen zur wiederkehrenden Routine gehören.

Einig sind sich die Juristen der Kasseler Runde aber, das generell Tätigkeiten, die auch einen prophylaktischen Charakter haben, deswegen nachweispflichtig sind.

Im Bereich der Nachweispflicht bei den Prophylaxen sind folgende Szenarien künftig denkbar:

- Die besagten Urteile des BGH aus den Jahren 1986 und 1987 werden durch aktuelle Rechtsprechungen aufgelöst. Somit ständen Sie nicht mehr in der Pflicht für Lagerungs- und Bewegungsprotokolle Einzelleistungsnachweise zu führen. Sie müssten die Maßnahmen natürlich weiterhin Planen und Evaluieren, aber nicht mehr jede einzelne Lagerung abzeichnen.

- Durch Präzedenzfälle werden Urteile gefällt, die dazu führen, dass auch zu weiteren Prophylaxen Durchführungsnachweise verlangt werden.

Merksatz

Für weitere Prophylaxen, z. B. zum Führen von Trinkprotokolle liegen nach Kenntnisstand der Kasseler Runde keine derartigen Urteile vor.

39 Müssen zusätzliche Betreuungskräfte weiterhin Einzelleistungsnachweise führen?

Jein.

In den Schulungsunterlagen des Projektbüros finden Sie die Aussage, dass Einzelleistungsnachweise für zusätzliche Betreuungsleistungen (§§ 45b bzw. 87b SGBXI) zu erbringen sind. Für den stationären Bereich ist es nicht notwendig, dass Einzelleistungsnachweise für Leistungen nach §43 c SGB XI geführt werden müssen. Im ambulanten Bereich müssen aber im Zuge der Entlastungsleistung nach § 45b SGB XI weiterhin Nachweise geführt werden.

Die Kasseler Runde hat sich nochmal mit der Frage auseinandergesetzt und ist im März 2016 zu dem Schluss gekommen: Routinemäßige Durchführungsnachweise für diese Leistungen der zusätzlichen Betreuung und Aktivierung sind aus pflegefachlicher und aus juristischer Sicht nicht erforderlich.

Dementsprechend können also auch die Leistungen der zusätzlichen sozialen Betreuung im Sinne des „Immer-so-Beweises" erbracht werden. In der Pflegedokumentation müssen also die Leistungen der zusätzlichen sozialen Betreuung (Gruppen- und/oder Einzelangebote) geplant werden. Bei Abweichungen von diesem Plan oder besonderen Vorkommnissen wird ein entsprechender Eintrag im Berichteblatt vorgenommen.

Tipp

Auf www.ein-step.de unter der Rubrik Recht können Sie unter dem Thema Nachweispflichten im Rahmen der Pflegedokumentation für zusätzliche Leistungen der Betreuung und Aktivierung gemäß SGB XI in stationären Pflegeeinrichtungen (März 2016) alles genau nachlesen.

40 Was ist der „Immer-so-Beweis"?

Der Begriff „Immer-so-Beweis" wurde erst in Zusammenhang mit dem Strukturmodell von den Juristen der Kasseler Runde geprägt. Das Führen des „Immer-so-Beweises" ist die Voraussetzung dafür, dass stationäre Einrichtungen auf die Einzelleistungsnachweise verzichten können.

Der Begriff „Immer so Beweis" ist mit der Entwicklung des Strukturmodells geprägt worden. Hiermit werden die Voraussetzungen geschaffen zum einen im Berichteblatt nur noch Abweichungen zu dokumentieren und zum anderen auf Einzelleistungsnachweise in der stationären Pflege bei grundpflegerischen Tätigkeiten zu verzichten.

Dabei gilt es 4 Voraussetzungen zu erfüllen:

1. **Es müssen Verfahrensanleitungen/Pflegestandards/Leitlinien für die wichtigsten Tätigkeiten der grundpflegerischen Versorgung vorliegen.** Wie ausführlich diese gestaltet sind, bestimmt jede Einrichtung für sich selbst. Sie bilden zusammen mit dem individuellen Maßnahmenplan die Grundlage für den „Immer-so-Beweis".

Achtung

Oft ist es üblich, auf Standards in Fachbüchern zu verweisen. Im Rahmen des „Immer-so-Beweises" reicht das nicht aus. In Fachbüchern ist nicht beschrieben, mit welcher Qualifikation welche Tätigkeit erbracht werden darf. Dies ist aber eine wichtige Voraussetzung.

2. **Alle Mitarbeiter kennen die bestehenden Verfahrensanleitungen**: Dies sollte eigentlich eine Selbstverständlichkeit sein. Doch ein Blick in die Praxis zeigt, dass es an dieser Stelle oft Lücken gibt. Insbesondere Pflegehilfskräfte fühlen sich nicht angesprochen und es ist nicht klar, dass Verfahrensanleitungen/Pflegestandards nicht nur für Pflegefachkräfte gedacht sind. Um

nachzuweisen, dass alle Pflegekräfte Kenntnis von den Verfahrensanleitungen haben, unterschreiben sie dies oft bei der Einstellung oder Einarbeitung.

Im Pflegealltag geraten diese dann aber ganz schnell in Vergessenheit. Wie also dafür sorgen, dass alle Mitarbeiter die Verfahrensanleitungen kennen?
- Gestalten Sie die Verfahrensanleitungen so, dass sie alle Mitarbeiter einfach und schnell erfassen können.
- Machen Sie sie leicht zugänglich.
- Richten Sie Kurz-Schulungen nach den Verfahrensanleitungen aus.
- Nutzen Sie Verfahrensanleitungen als Grundlage für die pflegefachliche Überprüfung.

3. **Es liegen aktuelle Stellen-/Aufgabenbeschreibungen vor**, aus denen klar hervorgeht, welche Qualifikationen welche Tätigkeiten erbringen dürfen, z. B. Beschreibungen für:
- verantwortliche Pflegefachkraft,
- Wohnbereichsleitung/Teamleitung,
- Pflegefachkraft,
- Pflegehelfer, ggf. mit unterschiedlichen Qualifikationen,
- Mitarbeiter im sozialen Dienst,
- zusätzliche Betreuungskräfte,
- Hauswirtschaftskräfte,
- Praktikanten/Mitarbeiter im Bundesfreiwilligendienst/ FsJler,
- Auszubildende.

4. **Die Pflegedokumentation ist aktuell** und besteht aus einer strukturierten Informationssammlung, einer individuellen Maß-

nahmenplanung, einem Berichteblatt. Außerdem wird die Pflegedokumentation unter fachlichen Gesichtspunkten evaluiert.

41 Wie detailliert muss der Maßnahmenplan beschrieben werden?

Auch hier gilt, weniger ist mehr. Der Maßnahmenplan dient als Arbeitsinstrument für Pflegekräfte und weitere an der Betreuung und Pflege beteiligten Personen. Anhand der Beschreibung der Maßnahmen soll sichergestellt werden, dass die Pflege, Betreuung und Hauswirtschaft, gleich wer Sie durchführt, immer an den Bedürfnissen und Gewohnheiten des Patienten ausgerichtet sind. Ein Maßnahmenplan sollte also so ausgestaltet sein, dass jede Person, die an der Versorgung des Patienten beteiligt ist, jederzeit jeden Patienten anhand des Maßnahmenplans entsprechend seiner Qualifikation pflegen und betreuen kann. Orientieren Sie sich dabei an den Fragen: Was wird wann, mit welchem Hilfsmitteln wie von wem und wie oft durchgeführt?

Trotzdem können gewisse Dinge als vorausgesetzt gegeben werden. Den grundsätzlichen Umgang mit dem Patienten haben Sie bereits in Ihrem Pflegekonzept verankert. Auch Selbstverständlichkeiten, wie die Begrüßung, dass Aufschließen der Tür oder Wasser ins Waschbecken einlassen, müssen nicht zwangsläufig aufgeschrieben werden, sofern nicht eine individuelle Ausgestaltung notwendig ist. Der immer wiederkehrende Ablauf pflegerischer Leistungen und Betreuung im Maßnahmenplan muss übersichtlich und schnell nachvollziehbar dargestellt werden. Maßnahmen, die in gleicher Form mehrmals täglich erfolgen, müssen nur einmalig beschrieben werden. Ein Verweis mit einem entsprechenden Kürzel oder Hinweis an entsprechender Stelle ist ausreichend.

Zusammenfassung

– Alle Maßnahmen sollten handlungsleitend sein,
– erfolgt ein Verweis auf Standards oder Leitlinien sollten diese individuell am Patienten ausgestaltet werden,
– der Maßnahmenplan sollte übersichtlich sein,
– biografische Informationen sollten sich im Maßnahmenplan wiederfinden,
– Maßnahmen, die eine bestimmte Qualifikation voraussetzen sollten gekennzeichnet werden,
– Risiken und Maßnahmen zur Prophylaxe müssen individuell und handlungsleitenden ausformuliert werden,
– Selbstverständlichkeiten müssen nicht beschrieben werden.

Merksatz

Bei der Formulierung der Pflegemaßnahmen muss genau erkennbar sein, in welcher Art und Weise die durchzuführende Pflegemaßnahme erfolgen soll.

Tipp

In der Praxis hat sich überwiegend die kompakte Tagesstruktur bei der Beschreibung der Maßnahmen bewährt. Im stationären Bereich wird so der komplette Tagesablauf des Bewohners in 24 h dargestellt. Innerhalb dieser Tagesstruktur werden alle Leistungen der Pflege/Betreuung und Hauswirtschaft erfasst. Im ambulanten Bereich wird die Durchführung der Maßnahmen innerhalb eines Einsatzes handlungsleitend beschrieben. Ob separate Maßnahmenpläne für die Pflege, Betreuung und Hauswirtschaft erstellt werden sollen, richtet sich nach der Art des Einsatzes. Werden mehrere Leistungen innerhalb eines Einsatzes erbracht, sollten diese auch gemeinsam beschrieben werden. Erfolgt die Betreuung oder Hauswirtschaft separat, sollte sich dies auch im Maßnahmenplan widerspiegeln.

42 Wie gestalte ich im Strukturmodell die Evaluation von Risiken, wenn ich keine Assessmentformulare mehr nutze?

Ein übliches Vorgehen, welches sich in den letzten Jahren eingeschlichen hat, war die festgelegte turnusmäßige Evaluation aller Assessmentformulare. Die Evaluation erfolgte unabhängig davon, ob sich Risikobereiche geändert haben oder/und neue entstanden sind. Alle paar Monate wurden fleißig neue Kreuzchen gesetzt und das Risiko galt als entsprechend geprüft und evaluiert. Das Strukturmodell fordert jedoch einen rationalen Umgang mit den entsprechenden Risikobereichen. Eine differenzierte Einschätzung des Risikos erfolgt überhaupt nur, wenn die Pflegefachkraft auch tatsächlich ein Risiko erkennt. In diesem Fall also das Risiko im Initialassessment mit Ja bewertet. In der Regel hat eine Evaluation der Risiken dann also nur zu erfolgen, wenn eine Abweichung vom Maßnahmenplan besteht. Bei bestimmten Risikofaktoren kann es aber auch Sinn machen in engmaschigen Zeitabständen zu evaluieren ehe eine Abweichung entsteht. Dies muss die Pflegefachkraft individuell definieren. Gehen Sie entsprechend Schritt für Schritt vor.

Schritt für Schritt zur Risikoeinschätzung und Evaluation

Anleitung	Beispiel
1. Sie erkennen ein Risiko	1. Frau Müller hat ein Dehydrationsrisiko
2. Sie bewerten das Risiko im Initialassessment mit JA. Die Begründung ergibt sich aus dem Themenfeld	2. Frau Müller hat ein Dehydrationsrisiko in TF 2: Laut Aussage der Tochter trinkt Frau Müller nicht ausreichend, muss immer wieder erinnert und aufgefordert werden.
3. Sie nehmen ggf. eine differenzierte Einschätzung vor, sofern sich eine ausreichende Begründung und Beschreibung der Risikofaktoren noch nicht aus den Themenfeldern ergibt.	3. Sie legen ein Trinkprotokoll für 3 Tage bei Frau Müller an und dokumentieren weitere wichtige Beobachtungen zum Trinkverhalten ggf. im Bereichteblatt: „Frau Müller benötigt immer wieder Aufforderung und Anleitung".
4. Sie planen aufgrund der Ergebnisse entsprechende Maßnahmen	4.: Frau Müller trinkt 1800ml/tgl., wenn Getränke in Reichweite bereit gestellt werden und sie aufgefordert wird. Sie legen einen entsprechenden Trinkplan im Maßnahmenplan an.
5. Sie legen einen individuellen Evaluationszeitraum fest oder evaluieren bei Abweichungen	5. Trinkgewohnheiten von Frau Müller sollen nochmals 4 Wochen nach Aufnahme geprüft werden oder bei Auffälligkeiten.
6. Sie evaluieren entsprechend	6. Sie legen erneut einen Trinkplan an und evaluieren diesen, im Berichteblatt tragen sie ein: Trinkgewohnheiten von Frau Müller unverändert, trinkt weiterhin ausreichend.
7. Sie legen erneut einen individuellen Evaluationszeitraum fest oder evaluieren bei Bedarf.	7. Sie notieren im Berichteblatt: Frau Müller verweigert immer häufiger die Flüssigkeitszufuhr, reagiert auf Anleitung und Aufforderung agressiv. Fallbesprechung angesetzt …

Beispiel Evaluation im Strukturmodell

43 Wann sollte ein Folgegespräch nach der SIS® geführt werden bzw. eine Aktualisierung erfolgen?

Vorweg: Wann Sie die SIS® aktualisieren oder erneuern, ist allein die Entscheidung Ihrer Einrichtung bzw. der zuständigen Pflegefachkraft. Jedoch gibt es entsprechende Empfehlungen des Projektbüros Ein-STEP: Zunächst erheben Sie am Aufnahmetag so viele Informationen wie möglich und schließen die SIS® anschließend ab. Dann gehen Sie weiter wie folgt vor:

1. Aufgrund des oben beschriebenen Verfahrens der Einschätzung zur aktuellen Pflege- und Betreuungssituation am Aufnahmetag wird eine erste (vorläufige) Maßnahmenplanung erstellt.

2. Abhängig von der Einschätzung in der Risikomatrix (Initialassessment) werden in der Maßnahmenplanung ggf. enge Evaluationszeiträume festgelegt.

3. In welchem Zeitraum die weitere Informationserhebung erfolgt, und wo die Informationen erfasst werden, wird einrichtungsintern durch das Pflege- und Qualitätsmanagement festgelegt. Hierfür empfiehlt sich aus Sicht des Projektbüros das Berichteblatt.

4. Dies kann im Einzelfall durchaus bedeuten, dass eine Anweisung erfolgt, zunächst in jeder Schicht oder bei jedem Hausbesuch entsprechende Beobachtungen zu dokumentieren.

5. Im Rahmen des festgelegten Intervalls für die weitere Informationserhebung muss darauf geachtet werden, ob eventuell sofort einzelne Maßnahmen aktualisiert werden müssen. Dies kann nur im Einzelfall entschieden werden.

6. Mit Abschluss des definierten Zeitraumes für die Informationserhebung erfolgt mit allen an der Pflege und Betreuung Beteiligten (ggf. auch Angehörige/Zugehörige) eine Fallbesprechung zur Überprüfung der anfänglichen Situationseinschätzung (SIS® und Maßnahmenplanung). Dies bezieht sich auf alle Aspekte der

Situationseinschätzung zur pflegebedürftigen Person und daraus möglicherweise resultierender Anpassungen der bislang vorliegenden Maßnahmenplanung.

7. Das Ergebnis kann sein, dass es ausreicht, ausschließlich die Maßnahmenplanung entsprechend zu verändern, da die fachlichen Einschätzungen in der SIS® bei der Übernahme des Versorgungsauftrags dennoch weiterhin damit übereinstimmen.

8. Betreffen dagegen die Ergebnisse der Fallbesprechung auch wesentliche Aspekte der Themenfelder und entsprechende Einschätzungen in der Risikomatrix, wird die SIS® erneut unter Angabe des aktuellen Datums von der Pflegefachkraft ausgefüllt. Dies gilt auch für den Dialog mit der pflegebedürftigen Person (Anwendung Feld B).

9. In der IT-gestützten Dokumentation wäre dies eine sogenannte Versionierung der SIS®, in der papiergestützten Dokumentation bedeutet dies die Anlage eines neuen Dokuments.

Im weiteren Verlauf, also im Zuge der Evaluation, wird folgendes Vorgehen empfohlen:

1. Es kann sein, dass es ausreicht, ausschließlich die Maßnahmenplanung entsprechend zu verändern, da die fachlichen Einschätzungen in der aktuell gültigen SIS® (Gespräch am) damit weiterhin übereinstimmen.

2. Betreffen dagegen die Abweichungen von der bisherigen Maßnahmenplanung auch wesentliche Aspekte der Themenfelder und entsprechende Einschätzungen in der Risikomatrix, wird die aktuell gültige SIS® erneut von der Pflegefachkraft ausgefüllt. Dies gilt auch für den Dialog mit der pflegebedürftigen Person (Anwendung Feld B).

3. In der IT-gestützten Dokumentation wäre dies eine sogenannte Versionierung der SIS®, in der papiergestützten Dokumentation bedeutet dies die Anlage eines neuen Dokuments.

44 Müssen wir bestimmte Voraussetzungen mitbringen, um das Strukturmodell umzusetzen?

Es gibt zwei Voraussetzungen, die erfüllt sein müssen, um das Strukturmodell erfolgreich umzusetzen:

- Die erste Grundvoraussetzung ist die Bereitschaft zur Umsetzung im gesamten Leitungsteam. Das Leitungsteam muss hinter dem Strukturmodell stehen und es auch vertreten. Das Strukturmodell bringt eine veränderte Einstellung zum Pflegekunden und zur Dokumentation insgesamt mit sich. Wenn eine Leitungsperson diese nicht mitträgt, kann sie es auch nur schwer ihren Mitarbeitern vermitteln. Eine Umstellung der Dokumentation bringt zunächst einmal Mehrarbeit mit sich. Das Leitungsteam soll hier klar vermitteln, dass diese Umstellung nicht fremdgesteuert ist, um irgendwelche „neuen Vorgaben" zu erfüllen.

- Die zweite Grundvoraussetzung ist, dass das Leitungsteam ausreichend Ressourcen, finanziell und personell zur Verfügung stellt. Erfahrungsgemäß resultieren viele Probleme bei der Umsetzung aus mangelnden Ressourcen. Wenn die Mitarbeiter die Dokumentationen nebenher umschreiben sollen, sinkt in der Regel die Motivation der Mitarbeiter und auch die Qualität der Dokumentationen.

45 Wir dokumentieren auf Papier, kann man dann auch das Strukturmodell umsetzen?

Ja. Wenn Sie auf das Strukturmodell umstellen möchten, spielt es keine Rolle, wie sie bisher dokumentiert haben. Falls Sie Ihre Dokumentationsformulare selbst entworfen haben, fällt Ihnen die Anpassung wahrscheinlich sogar leichter als anderen. Sie müssen sich nicht mit einem Dokumentationsanbieter absprechen und können Ihre Anforderungen eins zu eins umsetzen. Sie können dann einfach die SIS® unter www.ein-step.de herunterladen. Alle anderen Formulare können Sie ganz nach Ihren Bedürfnissen gestalten.

Wenn Sie einen Anbieter haben, fragen Sie ihn, wie die Umsetzung vorgesehen ist. Das Formular für die SIS® ist vorgegeben. Es sollte vom Prinzip her auch nicht verändert sein. Für Sie besonders wichtig sind die Vorschläge zur Gestaltung des Maßnahmenplans. Hier sollten Sie besonders kritisch sein und schauen, ob die Ausgestaltung für Sie die richtige ist.

46 Wir wollen bald auf ein EDV-gestütztes Dokumentationssystem umsteigen – Können wir gleichzeitig auch auf das Strukturmodell umsteigen?

Prinzipiell ist das möglich. Diese Entscheidung sollte jede Einrichtung abhängig von ihren Voraussetzungen selbst treffen.

Eine gleichzeitige Umstellung bedeutet insgesamt weniger Arbeit, dafür aber umso geballter. Jede Dokumentation muss nur einmal angepasst werden, nämlich beim Einpflegen in die EDV. Dies setzt aber voraus, dass die Mitarbeiter vorab in zweierlei Hinsicht geschult sind:

Sie müssen das Strukturmodell und den Umgang mit dem EDV-Programm beherrschen. Das wiederum bedeutet, dass in der Zeit vor der eigentlichen Umstellung ein enormer Schulungsaufwand für alle Pflegekräfte anfällt. Außerdem ist das Leitungsteam zuvor gefordert, nicht nur ein passendes EDV-System auszuwählen, sondern auch die hausinterne Ausgestaltung des Strukturmodells zu planen. Um diesen Weg zu gehen, brauchen Sie ein stabiles Leitungs- und Mitarbeiterteams.

Stellen Sie zuerst auf das Strukturmodell um, werden die Dokumentationen zuerst in Papierform auf das Strukturmodell umgestellt. Das bedeutet, dass man sich zum einen um die Umsetzung des Strukturmodells in der Papier- aber auch in der EDV-Version Gedanken machen muss. Je nach Ausgestaltung der beiden Systeme können Probleme bei der späteren Übertragung in die EDV bestehen. Hier macht es Sinn, sich schon frühzeitig zu überlegen, wie die Überführung der Dokumentationen möglichst einfach gestaltet werden kann.

Tipp

Sie möchten zunächst papiergestützt auf das Strukturmodell umstellen und im Anschluss auf eine EDV-gestützte Dokumentation umstellen? Überlegen Sie, ob Sie z. B. die Maßnahmenpläne in Word-Formularen o. Ä. schreiben. Dies können Sie in der Regel in die neue Doku kopieren. Dann müssen Sie nicht alles abtippen und die Mitarbeiter gewöhnen sich ganz langsam an den PC. Fragen Sie Ihren künftigen Dokumentationsanbieter, wie der Transfer am leichtesten geht.

47 Kann ich unser Pflegemodell beibehalten?

Prinzipiell ja. Das Strukturmodell ist, wie oben schon beschrieben, kein Pflegemodell. Allerdings müssen die Aussagen zum Pflegemodell im einrichtungseigenen Pflegeleitbild und/oder Pflegekonzept bearbeitet und an das Strukturmodell angepasst werden.

Behält man z. B. das AEDL-Modell bei, werden Sie Kompromisse in der Ausgestaltung der beiden Systeme schließen müssen. Sie werden angelehnt an den Grundaussagen des Krohwinkel-Modells Ihren Pflegeprozess gestalten und beschreiben.

Merksatz

Entgegen der landläufigen Meinung ist es nicht gesetzlich vorgeschrieben, seine Pflegedokumentation nach einem bestimmten Pflegemodell oder einer Pflegetheorie auszurichten. Sie sind nur verpflichtet, stets nach dem aktuellen Stand der Wissenschaft zu pflegen.

48 Welche Pflegemodelle/Pflegetheorien passen besonders
   gut zum Strukturmodell?

Besonders kompatibel sind Modelle/Theorien mit einem personzentrierten Ansatz.

Gute Erfahrungen macht man z. B. mit
–   Tom Kitwood,
–   der Charta der Rechte hilfe- und pflegebedürftiger Menschen,
–   oder auch mit dem Mäeutischen Pflege- und Betreuungsmodell.

49 **Wie sehen die ersten Schritte der Umsetzung aus?**

Wenn Sie sich entschlossen haben das Strukturmodell in Ihrer Einrichtung umzusetzen, sollten Sie zunächst prüfen, ob Sie zurzeit die not-
wendigen Voraussetzungen dazu erfüllen.

Checkliste

*Wenn dem so ist, steht dem Start nichts mehr im Wege. Ihre ersten Schritte
sollten Folgende sein:*
*a) Fragen Sie bei Ihrem Verband nach, wer der für Sie zuständige Multipli-
    kator ist.*
*b) Anmeldung beim Projektbüro unter http://www.ein-step.de. Dort erhal-
    ten Sie dann weiterführende Unterlagen zur Umsetzung des Strukturmo-
    dells und einen Foliensatz zur Schulung Ihrer Mitarbeiter.*
*c) Gründen Sie eine Steuerungsgruppe/Projektgruppe, die die Umsetzung
    von Anfang bis Ende begleitet.*
*d) Erarbeiten Sie mit der Steuerungsgruppe Ihre neue Pflegedokumentation.
    Holen Sie sich spätestens an dieser Stelle ihren Dokumentationsanbieter
    mit ins Boot.*

e) Erarbeiten Sie notwendige Änderungen im Qualitätsmanagementsystem (QMS) und Qualitätsmanagementhandbuch (QM-Handbuch).
f) Starten Sie mit den Schulungen aller Mitarbeiter.
g) Starten Sie mit der Umsetzung in ausgewählten Bereichen.
h) Evaluieren Sie die Umsetzung und leiten ggf. Korrekturen ein.

Hinweis: Wenn Sie sich beim Projektbüro Ein-STEP registriert haben, bekommen Sie unter anderem einen Muster-Projektplan zur Verfügung gestellt.

50 Wie lange dauert die Umsetzung?

Die Dauer der Umsetzung ist von mehreren Faktoren abhängig. Dazu zählt zum einen der Ist-Zustand der Dokumentation und des QM-Systems. Zum anderen liegt es daran, wie viele zeitliche Ressourcen zur Verfügung stehen. Erfahrungsgemäß benötigen stationäre Pflegeeinrichtungen mit 80 Plätzen runde 12 Monate für die Umsetzung.

Checkliste

Für Ihre Kalkulation sollten Sie folgende Posten beachten:
– Zeit für die Entscheidungsfindung, Informationen einholen usw.
– Zeit für die Schulungen der Leitungspersonen.
– Zeit zur Erarbeitung der neuen Dokumentation.
– Eventuell Zeit zur Auseinandersetzung mit dem Dokumentationsanbieter.
– Zeit zur Anpassung des QM-Systems.
– Regelmäßige Treffen der Steuerungsgruppe.
– Zeit für Schulungen aller Mitarbeiter.
– Zeit für die SIS®-Gespräche und Umstellen der Dokumentationen bei allen bestehenden Bewohnern.
– Zeit für die Begleitung der Mitarbeiter.
– Zeit für die Evaluation und Weiterentwicklung des neuen Dokumentationssystems.

51 Was kostet die Umsetzung des Strukturmodells?

Ebenso wie die Dauer lassen sich auch die Kosten nicht genau beziffern und variieren zwischen den Einrichtungen. Die Anmeldung bei Projektbüro Ein-STEP ist kostenlos. Die Schulungen werden über die Verbände organisiert. Teilweise schulen auch freiberuflich tätige Berater zum Strukturmodell. Das Projektbüro weist ausdrücklich darauf hin, dass die Schulungen nur durch die ausgebildeten Multiplikatoren durchgeführt werden sollen. Außerdem soll es mindestens zwei Schulungstage geben.

Hier variieren die Kosten zwischen ca. 400 und 1000 Euro je Schulungstag.

Hinzu kommen eventuell Kosten für eine Umstellung beim Dokumentationsanbieter. Hier kommt immer wieder die Frage auf, ob die Dokumentationsanbieter die SIS® verkaufen dürfen, obwohl sie frei im Internet verfügbar ist. Die Umstellung auf das Strukturmodell bedeutet weitaus mehr, als das Austauschen von Formularen zur Informationssammlung. Die meisten EDV-Anbieter z. B. haben sich wirklich Gedanken gemacht und viel Arbeit in die Umgestaltung des Programms gesteckt. Aus der Sicht zahlen Sie nicht die SIS®, sondern das neue EDV-Programm. Falls Ihr Anbieter lediglich ein Formular ausgewechselt hat, sollten Sie lieber die Finger davon lassen.

Der größte Kostenpunkt sind in jedem Fall die Personalkosten, die für die Schulungen anfallen. In Frage 50: Wie lange dauert die Umsetzung, finden Sie eine Aufstellung der erforderlichen zeitlichen Ressourcen. Hier können Sie die Personalkosten der beteiligten Mitarbeiter hinterlegen. So können Sie eine ungefähre prospektive Kalkulation vornehmen.

52 Wie hoch ist der Schulungsaufwand für die Pflegekräfte?

Der anfängliche Schulungsaufwand lässt sich relativ gut planen. Wie viele Begleit- und Auffrischungsschulungen Sie anbieten müssen, werden Sie im Laufe der Zeit feststellen. Teilen Sie Ihre Mitarbeiter in verschiedene Gruppen auf, je nach Tätigkeit. In der Regel gibt es drei Gruppen.

- Kick-Off-Veranstaltung (diese können Sie selbst gestalten)
  - alle Mitarbeiter
- Intensive, mindestens zweitägige Schulung von extern
  - Leitungsteam und ein Mitarbeiter je Pflegeteam
- Interne intensiv Schulung (diese können Sie selbst gestalten)
  - Pflegekräfte, die das Aufnahmegespräch führen und den Pflegeprozess steuern
- Basisschulungen (diese können Sie selbst gestalten)
  - Pflegehelfer und Pflegekräfte, die keine Maßnahmenpläne schreiben und kein Aufnahmegespräch führen
  - Sozialer Dienst und zusätzliche Betreuungskräfte.

53 Kann ich auch nur Teile des Strukturmodells umsetzen?

Das Strukturmodell ist als ein in sich geschlossenes System gedacht und bedingt einander. Es ist nicht vorgesehen z. B. nur die SIS® zu nutzen, ansonsten aber an allen alten Prinzipien festzuhalten. Wenn Sie nur Teile des Strukturmodells umsetzen möchten, ist dies grundsätzlich möglich. Sie setzen dann allerdings nicht mehr das Strukturmodell um, sondern quasi eine eigenes Dokumentationsmodell.

In diesem Fall müssen Sie für die pflege-rechtliche und auch urheberrechtliche Unbedenklichkeit selbst sorgen. Die Juristen der Kasseler Runde bescheinigen quasi rechtliche Unbedenklichkeit, wenn das System innerhalb des vorgegebenen Rahmens umgesetzt wird. Sie können den Rahmen natürlich verlassen. Dann sollten Sie aber unbedingt sicherstellen, dass sie trotzdem alle rechtlichen Anforderungen an eine Pflegedokumentation erfüllen.

Wenn Sie vorhaben, das Strukturmodell stark zu verändern, wenden Sie sich am besten an ihren zuständigen Multiplikator oder das Projektbüro. Hier können Sie Ihre Änderungswünsche mitteilen.

54 Was passiert, wenn ich die Dokumentation nicht mehr im Rahmen des Strukturmodells ausgestalte?

In diesem Fall sollten Sie unbedingt selbst sicherstellen, rechtlichen Anforderungen an die Pflegedokumentation trotzdem noch gerecht zu werden. Die Anforderungen an die Pflegedokumentation variieren je nach Bundesland. Wenn Sie einem Verband angehören, kann vielleicht ein dort tätiger Jurist Ihnen weiterhelfen. Ansonsten empfiehlt es sich, mit einem entsprechend spezialisierten Juristen in Kontakt zu treten.

55 An wen kann ich mich wenden, wenn ich in Qualitätsprüfungen Probleme habe, die das Strukturmodell betreffen?

MDK und auch die Heimaufsichten stehen generell hinter dem Prinzip des Strukturmodells. Kommt es trotzdem zu Unstimmigkeiten, sollten Sie zunächst genau feststellen, worin genau sie begründet sind. Unterscheiden Sie hier klar zwischen formalen und fachlichen Sachverhalten.

Fallbeispiel

Bemängelt ein Prüfer einen fehlenden Biografiebogen, sollten Sie darlegen, dass sie die relevanten biografischen Angaben in der SIS® erfasst haben. Denn: An welcher Stelle in der Dokumentation Sie biografische Angaben erfassen, ist Ihnen überlassen.
Vielleicht bemängelt ein Prüfer, dass nicht ausreichend biografische Daten erfasst wurden. Begründen Sie dann, welche Angaben Sie bei dem betreffenden Pflegebedürftigen aus fachlicher Sicht überhaupt benötigen, um eine ganzheitliche Pflege, dem Pflegeauftrag entsprechend, sicherzustellen.

Wenn also klar ist, dass die Probleme nicht fachlicher Natur sind, wenden Sie sich an Ihren Multiplikator. Diese kann als Vermittler zwischen den Prüfinstanzen und den Einrichtungen dienen.

Aus der Praxis: Mehrere Einrichtungen haben ihre neue Ausgestaltung der Dokumentation der für sie zuständigen Heimaufsicht vorgestellt, bevor sie überhaupt in Betrieb gegangen ist. Dies hatte für beide Seiten positive Effekte. Für die Mitarbeiter der Heimaufsichten war eine Dokumentation nach dem Strukturmodell auch Neuland. Es war geplant, dass die Heimaufsichten an den Schulungen des MDK teilnehmen. Da das Strukturmodell aber keine Musterdokumentation ist und je nach Einrichtung variabel ausgestaltet wird, ist es auch für die Heimaufsichten interessant zu sehen, wie das im Echtbetrieb aussehen kann.

56 Was sind die größten Stolpersteine bei der Umsetzung des Strukturmodells?

Erfahrungsgemäß gibt es zwei große Stolpersteine.

Erstens: Es stehen zu wenig zeitliche und personelle Ressourcen für die Umsetzung zu Verfügung. Und zweitens: Die Einstellung zur Dokumentation und insbesondere den Prüfinstanzen ändert sich nicht.

Dass ohne die nötigen Ressourcen ein Vorhaben dieser Art nicht funktionieren kann, ist schnell klar. Wenn eine Einrichtung nicht in der Lage dazu ist, sollte das komplette Projekt auf einen späteren Zeitpunkt verschoben werden. Probiert man es trotzdem, führt es schnell dazu, dass die Pflegekräfte überfordert und demotiviert sind. So hinterlässt man „verbrannte Erde" auch für nachfolgende Projekte.

Das Strukturmodell rückt den Wunsch des Pflegebedürftigen und die Expertise der professionell Pflegenden in den Vordergrund. Die Pflegedokumentation soll ein Arbeits- und Kommunikationsinstrument für professionell Pflegende sein. Viele Pflegekräfte aber haben den Eindruck, die Pflegedokumentation für den MDK zu führen. Häufig steht die Frage im Raum: Wie dokumentieren wir Sachverhalte, damit der MDK zufrieden ist? Es wird selten gefragt: Wie dokumentieren wir Sachverhalte, damit wir als Pflegekräfte eine optimale und individuelle Pflege erbringen können?

Wenn Pflegende und insbesondere das Leitungsteam mehr Energien darauf verwenden, die Pflegedokumentation an Prüffragen auszurichten, statt an den Bedürfnissen der Pflegenden, ist das Projekt ebenfalls gefährdet.

57 Wie ist im Strukturmodell die Rolle des Sozialen Dienstes?

Je nach Ausgangslage bringt die Umstellung auf das Strukturmodell die Chance mit sich, dass Pflege und sozialer Dienst (noch) besser zusammenarbeiten. Häufig ist die Ausgangslage, dass der soziale Dienst und die Pflege getrennte Planungen schreiben und auch in getrennten Formularen Informationen sammeln. Hier besteht die Chance, gemeinsam Informationen zu sammeln, und damit eine doppelte Dokumentation überhaupt aufzudecken und zu vermeiden. Auch die Frage, welche Informationen für den Pflege- und Betreuungsprozess überhaupt relevant sind, lässt sich im Team einfacher beantworten.

Die Planung der Angebote des sozialen Dienstes und der zusätzlichen Betreuungskräfte findet im Sinne einer ganzheitlichen und personzentrierten Pflege innerhalb eines gemeinsam geführten Maßnahmenplanes statt.

58 Gehen wir wirklich wieder zurück zu detaillierten Pflegestandards?

Nein. Es gibt keine Vorschriften, wie ausführlich die sogenannten Leistungsbeschreibungen/sein müssen.

Sie müssen lediglich folgenden Zweck erfüllen:

Jeder Mitarbeiter weiß,
- was seine Aufgaben sind,
- wann er und wo er diese Aufgaben erfüllen muss und
- in welcher Art und Weise er sie zu erfüllen hat.

Es gibt keine Vorschriften dazu, zu welchen Tätigkeiten Leistungsbe-
schreibungen vorliegen müssen und wie ausführlich diese sein sollten.
Ziel ist es aber, die Pflegenden von unnötigem Schreibaufwand zu
entlasten.

Tipp

*Weitere Ausführungen hierzu finden Sie in den Häufigen Fragen unter
www.ein-step.de*

59 Was muss die Einrichtung im Strukturmodell selbst festlegen?

Das Strukturmodell ist keine Musterdokumentation. Bevor Sie also starten, müssen Sie innerhalb Ihrer Organisation verschiedene Entschei-
dungen treffen. Grob gesagt, müssen Sie festlegen, wer, was, wann,
wo und in welcher Art und Weise dokumentiert. Heruntergebrochen
auf das Strukturmodell sind u. a. folgende Punkte zu bearbeiten:

Festlegungen in Bezug auf die SIS®

– Wer führt die SIS®-Gespräche?

– In welchem Zeitraum möchten Sie die SIS® abschließen?

– Wie möchten Sie mit „Folgegesprächen" umgehen?

– Wie möchten Sie die Funktion „Unterschrift des Bewohners" nutzen?

Festlegungen in Bezug auf den Maßnahmenplan

– Welche Form möchten Sie nutzen?

– Was müssen Sie mit Ihrem Dokumentationsanbieter bespre-
  chen/verhandeln?

Festlegungen in Bezug zum Berichteblatt und den Leistungsnachweisen

- Wer trägt dort ein und liegen im EDV-System ausreichend Berechtigungen vor?

- Ob und wie Sie Leistungsnachweise für die Grundpflege aus organisatorischen Gründen ersetzen möchten.

Festlegungen in Bezug auf die Evaluation

- Wann Sie Evaluieren möchten, wenn längere Zeit kein Eintrag im Berichteblatt war.

- Wie Sie individuelle Evaluationsdaten organisieren möchten (insbesondere bei Nicht-EDV-Doku).

- Wie Sie Ihre Mitarbeiter anfangs an dieser Stelle unterstützen möchten.

Hinweis: Streichen Sie schematische Evaluationsintervalle aus dem QM-Handbuch.

Durchsicht aller Pflegestandards/Handlungsanleitungen/QM-Dokumente/Handbücher

- Sind Pflegestandards im Kontext zum Maßnahmenplan zu umfangreich/ausführlich genug?

- Sind die Stellenbeschreibungen/Aufgabenbeschreibungen entsprechend gestaltet?

- Sind Prozesse (Bsp. Heimaufnahme, Einarbeitung) angepasst?

- Sind Pflegeleitbild/Pflegekonzept ggf. angepasst?

Achten Sie darauf, Dinge immer nur an einer Stelle in der Pflegedokumentation zu vermerken.

60 Wie gestalte ich die internen Schulungen erfolgreich?

Hier gibt es in den meisten Fällen zwei Möglichkeiten:
- Sie lassen sich und auch alle Ihre Mitarbeiter von einem (externen) durch das Projektbüro geschulten Multiplikator schulen.
- Sie lassen sich und ausgewählte Mitarbeiter durch einen Multiplikator schulen. Dann schulen Sie selbst intern alle Ihre Mitarbeiter.

Maßgeblich für Ihren internen Schulungsplan ist die gewählte Art und Weise der Umstellung. Wird bereichs- bzw. tourweise umgestellt? Dann schulen Sie Ihre Mitarbeiter auch nach und nach. Überlegen Sie sich: Wer muss was wann wissen?

Es macht keinen Sinn alle Mitarbeiter einmalig umfassend zu schulen. Die wenigsten können sich alles merken und dann im Alltag an den passenden Stellen umsetzen. Sinnvoller ist es, zunächst eine Einführungsveranstaltung für alle Mitarbeiter zu veranstalten. Hier können Sie das neue System in der Übersicht vorstellen. Danach folgen entweder teamweise und/oder berufsgruppenbezogene, tiefer gehende Schulungen in Kleingruppen.

Nutzen Sie interne Multiplikatoren

Machen Sie in jedem Team einen Mitarbeiter zu Ihrem besonderen Verbündeten in Sachen Dokumentation. Natürlich sind die QMB, PDL und Teamleitung auch immer ansprechbar. Für manche Mitarbeiter ist es aber wichtig, eben nicht die Führungsriege zu fragen, sondern den Kollegen. Hier traut man sich eher auch mal vermeintlich „blöde Fragen" zu stellen.

Erfahrungsgemäß eignen sich gerade begeisterungsfähige Mitarbeiter mit längerer Berufserfahrung gut. Achten Sie unbedingt auch darauf, dass der Mitarbeiter im Team ein gutes Ansehen hat und das Vertrauen der Kollegen genießt.

Bieten Sie zielgerichtete Schulungen an

Gestalten Sie die Schulungen passgenau für alle Berufsgruppen. Unterscheiden Sie hier z. B. zwischen Pflegefachkraft, Pflegehilfskraft, Sozialer Dienst, zusätzliche Betreuungskraft, Hauswirtschaftskraft etc.

Generell gilt „steter Tropfen höhlt den Stein". Ihr Schulungskonzept zum Thema Dokumentation sollte lieber viele kleine Schulungen als ein paar größere beinhalten. Bieten Sie lieber 6 x 1 Stunde Fortbildung im Halbjahr an als alle halbe Jahr 6 Stunden am Stück.

Bewährt hat sich auch eine offene Sprechstunde zum Thema Dokumentation. Sind diese erst einmal etabliert, kann man hier gut Stimmungen und Stolpersteine der neuen Dokumentation erkennen.

In dieser Übersicht finden Sie Anregungen für verschiedene interne Schulungen:

Veranstaltung	Mögliche Zielgruppe	Mögliche Inhalte
Auftakt-veranstaltung	Alle Mitarbeiter	– Hintergründe und Zusammenhänge des Projektes auf Bundesebene – Ziel des Projektes – Geplantes Vorgehen in der Einrichtung – Zeitplan – Erwartungen an die Mitarbeiter
Schulungen für Ersteller von SIS® und den Maß-nahmenplan	Alle Pflege-fachkräfte, Pflegeprozess-manager/Dokumenta-tionsbeauftragte	– Anwendung der einzelnen Felder der SIS® mit praktischen Übungsbeispielen – Anwendung der Risikomatrix, besonders im Zusammenhang mit zusätzlichen Assessments – Aufbau der Maßnahmenpläne – Anwendung zusätzlicher Erfassungsbögen – Umgang mit dem Berichteblatt – Evaluation – Umgang mit Durchführungsnachweisen
Schulungen für Mitarbeiter, die die Pflege-dokumentation später als Ar-beitsinstrument nutzen	Pflegehelfer, Mitarbeiter im Sozialdienst, Praktikanten, FsJler/Bufdi	– Allgemeine Erläuterung und Aufbau der SIS® – Umgang mit den Maßnahmenplänen – Umgang mit dem Berichteblatt – Umgang mit Durchführungsnachweisen – Anwendung zusätzlicher Erfassungsbögen
Vertiefende Schulungen nach Bedarf	Alle Mitarbeiter	Umgang mit Risikoassessments

61 Muss ich den MDK und die Heimaufsicht vor der Umstellung informieren?

Sie sind nicht verpflichtet, den Wechsel Ihres Dokumentationssystems bei den Prüfinstanzen im Vorfeld anzuzeigen.

Aber: Es schadet auch nicht. Gerade wenn Sie regional gesehen eine der ersten Einrichtungen oder Dienste sind, die auf das Struktur-model umstellen. Auch für die Prüfer ist das System teilweise noch neu. Versuchen Sie von Anfang an, eine konstruktive Zusammenarbeit zu gestalten. Gerade der MDK hat neben seiner prüfenden auch eine beratende Funktion. Aufgabe des MDK ist es natürlich nicht, zur richtigen Umsetzung des Strukturmodells zu beraten. Aber eine Beratung zu pflegefachlichen Themen und der richtigen Dokumentation liegt im Aufgabengebiet des MDK.

62 Erfüllt das Strukturmodell die Anforderungen der QPR?

Der MDS und MDK tragen die Einführung des Strukturmodells voll umfänglich mit. Ein Vertreter des MDS war auch an der Entwicklung des Strukturmodels beteiligt. Dies hat von Anfang an dazu beigetragen, dass ein umfassender Austausch zwischen Prüfinstanzen und Projektbüro stattgefunden hat. Der MDS und MDK gehen davon aus, dass bei einer fachlich korrekten Umsetzung des Strukturmodells die Anforderungen der QPR erfüllt werden können. Damit Prüfer der einzelnen MDKn auch die fachlich korrekte Umsetzung bewerten können, wurde diese umfassend unter Beteiligung des Projektbüros Ein-STEP geschult. Zusätzlich wurde eine „Ergänzende Erläuterung für Qualitätsprüfungen in Pflegeeinrichtungen nach den Qualitätsprüfungs-Richtlinien – QPR bei Umsetzung des Strukturmodells zur Effizienzsteigerung der Pflegedokumentation" verfasst. Diese finden Sie unter: www.mds-ev.de. Grundlage der ergänzenden Erläuterung ist sowohl die Handlungsanleitung als auch die Schulungsunterlagen zum Strukturmodell.

Informieren Sie sich regelmäßig auf der Seite www.ein-step.de, ob eine Anpassung der ergänzenden Erläuterungen stattgefunden hat.

Ergänzende Erläuterung zur QPR (detaillierte und weiterführende Informationen sind der QPR zu entnehmen)

- *Die SIS® und aufbauende Maßnahmenplanung ist Aufgabe von Pflegefachkräften.*
- *Die individuelle Ausgestaltung des Strukturmodells ist vom Prüfer nicht zu bewerten. Dieser hat nur zu bewerten, ob die Anforderungen der QPR erfüllt sind oder nicht.*
- *Ein extra Bogen für die Biografie ist zur Erfüllung der QPR nicht erforderlich.*
- *Eine Gleichbehandlung im Rahmen der Qualitätsprüfungen muss gewährleistet sein, unabhängig davon, welches Dokumentationsmodell die Einrichtung wählt.*
- *In welchem Zeitraum die SIS® erstellt wird, ist Entscheidung der Einrichtungen.*
- *Ob die SIS® bei situationsbedingter Änderung in den Themenfeldern evaluiert wird oder komplett neu erfasst wird, obliegt den Einrichtungen.*
- *Die QPR verwendet den Begriff „kompensiertes Risiko" nicht. Der Prüfer bewertet, ob ein entsprechendes Risiko vorliegt oder nicht. Bei eigenständiger Nutzung des Rollators würden sowohl Prüfer als auch Einrichtung zu dem Entschluss kommen, dass zurzeit kein Sturzrisiko vorliegt.*
- *Im Falle von Schmerzen soll von einer „stabilen Schmerzsituation" gesprochen werden und nicht von einem kompensierten Risiko.*

63 Wer sollte Mitglied in der internen Arbeitsgruppe sein?

Sicher kennen Sie das Sprichwort „und wenn du nicht mehr weiter weißt, dann gründe einen Arbeitskreis". Egal, ob Sie eine Projektgruppe, einen Arbeitskreis oder einen Qualitätszirkel gründen, Sie brauchen einige Mitarbeiter, die das Projekt mit Elan planen und umsetzen.

Zwingend sollten die Heimleitung, die Pflegedienstleitung, die Qualitätsbeauftragte und die geschulten „PraxSIS®-Experten" in der Projektgruppe vertreten sein. Die Pflegedokumentation ist ein Arbeitsinstrument Ihrer Pflegekräfte, Mitarbeiter des Sozialen Dienstes, der Betreuungsassistenten und auch der Hauswirtschaftskräfte. Achten Sie deshalb darauf, dass alle Mitarbeitergruppen, deren „Arbeitsinstrument" sich verändert, auch in der Projektgruppe vertreten sind. Hauptaufgabe der Projektgruppe ist es:

– einen Projektplan zu schreiben,

– diesen umzusetzen,

– auf die Einhaltung der festgelegten zeitlichen und personellen Ressourcen zu achten und bei Abweichungen schnell zu reagieren und

– ggfs. notwendige Änderungen einzuarbeiten.

Legen Sie gleich bei Ihrem ersten Treffen die Termine für regelmäßige Treffen in Ihrem Projektplan fest. Falls Sie mal keinen Kommunikationsbedarf haben, ist es einfacher, ein Treffen abzusagen, als im umgekehrten Fall schnell alle Mitarbeiter an einen Tisch zu holen.

64 Benötige ich im ambulanten Bereich weiterhin Beratungsformulare?

Die Risikomatrix ist speziell auf die Anforderungen des ambulanten Bereiches angepasst worden. Im ambulanten Bereich spielt die Beratung eine nicht unerhebliche Rolle. Häufig haben Dienste in den letzten Jahren sehr viel Zeit in die Entwicklung von Beratungsbroschüren und Formularen investiert. Die Beratung ist für viele Pflegekräfte gefühlt zu einem überbordenden Aspekt in der Dokumentation geworden. Dies ist unter anderem darauf zurückzuführen, dass jeder Patient oft zu jedem möglichen Risiko beraten worden ist. Ganz gleich, ob die pflegefachliche Ersteinschätzung ein Risiko ermittelt hat. Ein Ziel des Strukturmodells ist es, einen sachlichen Umgang mit Risiken und die darauf abzielende Beratung aufzuzeigen. Dazu sind die einzelnen Risikobereiche im Initialassessment zusätzlich um die Felder Beratung ergänzt worden.

Durch die Berücksichtigung der Beratung in der Risikomatrix ergeben sich für Sie zwei Möglichkeiten.

- **Beratung dokumentieren innerhalb des SIS® Bogens**

  Sie dokumentieren die Inhalte der Beratung bei der Aufnahme direkt in den einzelnen Themenfeldern. Sollten weitere Beratungen in der Zukunft notwendig sein, nehmen Sie dieses im Maßnahmenplan auf. Inhalte der Beratung können Sie dann im Berichteblatt dokumentieren. Das Feld der Beratung im SIS® Bogen ist dabei so zu verstehen, dass die Beratung erfolgt ist. Entstehen neue Risikofaktoren, ist dies als Abweichung vom Maßnahmenplan zu sehen. Das heißt, sie nutzen auch hier das Berichteblatt.

- **Beratung wie bisher dokumentieren, aber rationaler Umgang**

  Sie werden sicherlich jetzt zu Recht sagen „Wir haben in den letzten Jahren so viel Zeit in die Dokumentation der Beratung investiert. Das sollen wir jetzt alles über Bord werden?" Nein, das müssen Sie nicht. Sie können weiterhin Ihre Beratungsformulare und Broschüren nutzen, wenn Sie das möchten. Das Strukturmodell zeigt Ihnen nur einen Vorschlag, wie Sie zukünftig die Beratung gestalten können. Wenn Sie Ihre bisherigen Formulare beibehalten möchten, machen Sie das. Ändern Sie aber das Vorgehen bei der Beratung. Beraten Sie nur noch, wenn ein Risiko vorliegt. Zu empfehlen ist, dass Sie auch bei dieser Möglichkeit trotzdem die Felder der Beratung im SIS® Bogen nutzen. So erhalten Sie eine schnelle Übersicht, welche Beratung Sie durchgeführt haben.

Egal für welche Variante Sie sich entscheiden: Beraten Sie jeden Patient individuell zu bestehen Risiken, die durch die Pflegefachkraft ermittelt worden sind. Nutzen Sie hierbei das Initialassessment. Ist ein Risikobereich in den Themenfeldern mit Ja bewertet, beratenen Sie, sonst nicht.

Autoren

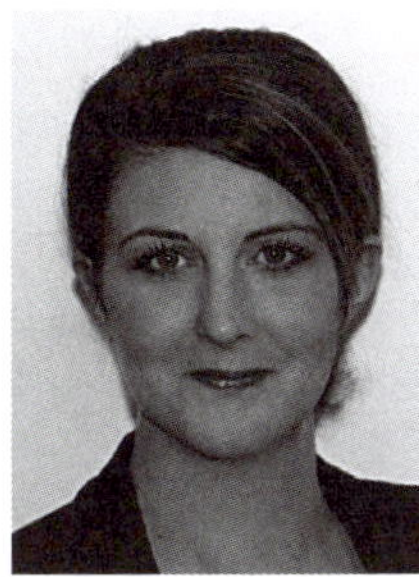

Eva-Maria Matzker, Altenpflegerin und Dipl. Pflegewirtin (FH)Qualitätsmanagementbeauftragte (TÜV). Tätig als Projektreferentin beim Caritasverband für die Diözese Münster im Projekt Praxis. Begleitung von über 240 stationären Einrichtungen und ambulanten Diensten bei der Einführung des Strukturmodells. Referentin für ambulante Dienste und Tagespflegen Caritasverband für die Diözese Münster

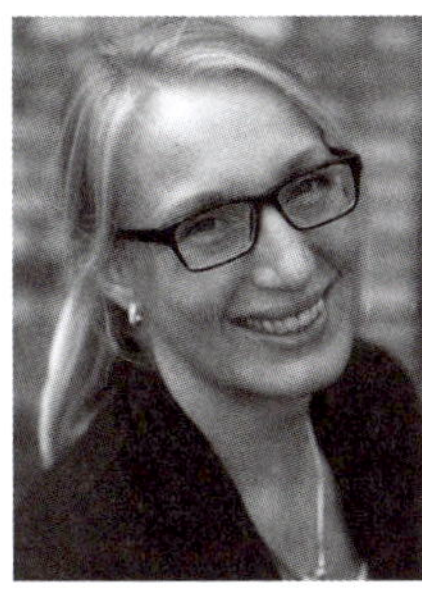

Anne Muhle, Examinierte Altenpflegerin, Dipl. Pflegewirtin (FH) und Qualitätsmanagementbeauftragte (TÜV). Tätig als Projektreferentin beim Caritasverband für die Diözese Münster im Projekt Praxis. Begleitung von über 240 stationären Einrichtungen und ambulanten Diensten bei der Einführung des Strukturmodells. Chefredakteurin des Fortbildungsmagazins „Altenpflege Akademie".

... zum Thema Formulierungshilfen

Unser Tipp

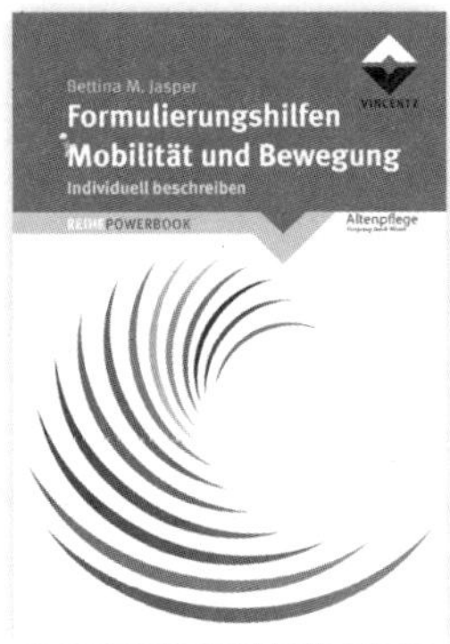

Formulierungshilfen Mobilität und Bewegung
Individuell beschreiben
Bettina M. Jasper

Wie lassen sich Mobilität und Beweglichkeit eines pflegebedürftigen Menschen dokumentieren? Was ist nach Einführung von neuen Begutachtungsrichtlinien und strukturierter Informationssammlung (SIS) zu beachten? Bettina M. Jasper unterstützt Sie als Pflege- und Betreuungskraft mit vielen Praxisbeispielen. Sie erklärt, wie Sie aus verschiedensten Formulierungsbeispielen individuelle Beschreibungen ableiten.

Auch als eBook (ePub) erhältlich.

2016, 100 Seiten, Spiralbindung, Format: 12 x 17,5 cm
ISBN 978-3-86630-511-3, Best.-Nr. 893

Jetzt bestellen!

Vincentz Network GmbH & Co. KG · Bücherdienst · Postfach 6247 · 30062 Hannover
T +49 511 9910-033 · F +49 511 9910-029 · www.altenpflege-online.net/shop